잘못 알려진
한방건강상식

증보판

팔체질로 살펴본 건강비법

잘못 알려진
한방 건강상식

증보판

상

황 민 · 윤주영 지음

도서출판 코리아메디칼

잘못 알려진
한방건강상식 증보판 상

지은이 | 황 민·윤주영
펴낸이 | 김철수
펴낸곳 | 도서출판 코리아메디칼

초판 1쇄 발행 | 2000년 2월 7일
증보 제1판 2쇄 발행 | 2005년 1월 20일

출판등록 | 2004년 10월 12일 제65호
주소 | 630-814, 경남 마산시 합성동 129-8번지
대표전화 | (055) 295-9917
팩스 | (055) 295-9918
홈페이지 | www.km-book.com
　　　　　www.cmcbook.com
E-mail | kmbook@km-book.com

ⓒ 황 민·윤주영 2005, Printed in Korea.

ISBN 89-955818-2-4
ISBN 89-955818-3-2(세트)

값 10,000원

책머리에

현대를 살아가는 우리가 이루고 있는 문명은 자동차나 옷 등 제품 하나를 생산하기 위해서는 갖가지 오염과 공해를 일으켜야 하고, 출근을 하거나 식사를 하는 일상생활에도 온갖 오염과 공해가 뒤따른다. 우리의 문명은 편리하기는 하지만 결코 인류에게 이로운 방향이 아닌, 뒤떨어진 문명이 아닐 수 없다. 의학도 마찬가지다. 한 가지 병을 치료하기 위하여 어떤 약이나 치료 방법을 쓰면, 그 병으로 인한 증세는 없어질지 몰라도 그 치료로 인해 도리어 다른 질병이 생기거나 건강이 나빠지게 된다. 또 새로 생긴 그 질병 때문에 어떤 약이나 치료를 받으면 그로 인해 또 다른 질병이 어딘가에서 생기게 된다.

지금의 우리 인류는 만연하던 전염병을 예방하고 모자라던 식량을 해결하여 예전보다 평균수명은 늘어났지만 결코 건강하다고 할 수 없는 삶을 살고 있다. 현대의학은 건강하게 오래 사는 방법이 아니라, 질병과 더불어 생명의 시간만 연장한 삶의 형태로 사람들을 바꾸어 놓았다. 왜일까? 인류는 스스로에게 그런 질문을 던져

보아야 한다.

　우리 인류는 유감스럽게도 아직까지 생명현상의 신비를 제대로 풀지 못하고 있다. 생명현상을 제대로 이해하지 못하는 수준에서는 의학에서 이 이상의 기술적인 발전을 기대하기 어렵다. 인류가 무언가 새로운 이념, 근본에 접근하는 새로운 시각의 지식과 지혜를 창출하지 않으면 우리는 파괴적인 문명과 미흡한 수준의 의학 속에 계속 머무를 것이다. 새로운 이념과 근본에 접근하는 시각이란 사실 새로운 것이 아니다. 태초부터 우주의 탄생과 함께한 원리일 뿐인데 인류의 지혜가 모자라서 그 동안 모르고 있었던 것뿐이다.

　그러나 앞으로의 인류는 그렇게 살지 않을 것 같다. 적어도 의학 분야에서만큼은 그렇지 않을 것이라고 확신한다. 왜냐하면 근본에 접근하는 새로운 의학의 싹이 지금 이 순간에도 광범위한 곳에서 자라나고 있기 때문이다.

　이 책은 앞으로 전개될 새로운 의학 이론의 이해를 돕기 위해 마련되었다. 아무것이나 영양가 많은 음식을 풍성히 먹는다고 사람이 건강해지지 않는다는 것은 이제 누구나 인식하고 있다. 먹을 것이 넘쳐나는 이 풍요의 시대에 우리의 건강은 어떻게 지켜야 하는 것일까?

　이 책은 풍요 시대의 건강법을 적고 있다.

황 민 · 윤주영

CONTENTS 상권

C O N T E N T S   하 권

제1부

팔체질에 대한
간단한 이해

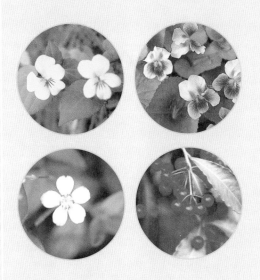

독자 여러분들이 이 책을 재미있게 읽기 위해서는 먼저 체질이 무엇을 말하는 것인지, 체질은 어떻게 감별하는지를 알아두는 것이 좋을 것이다. 체질은 어떻게 감별할까? 현재로서는 진맥으로 감별하는 것이 제일 타당성 있는 방법이라 할 수 있다.

진맥이란 혈액의 흐름을 감지하는 것이 아니라 심장에서 혈관을 따라 전달되는 생체 에너지의 파동을 감지하는 것이다. 한 사람의 생체 에너지는 몸에서 맥박이라는 파동의 형태로 나타난다. 그런 생체 에너지의 파동을 잘 감지하면 그 사람의 생체 에너지 중에서 어느 기운이 강하고 어느 기운이 약한지를 알 수 있게 되며 그것이 그 사람의 생체 에너지 구성체계, 곧 체질이 되는 것이다.

체질 감별은 우리 몸의 맥박이 파동의 형태로 나타날 때 그 파동을 감지할 수 있는 진맥법에 통달해야만 가능하다. 체질을 잘 판별하려면 진맥에 능통해야 하지만 진맥에 능통하기란 쉬운 일이 아니다. 진맥이란 수년 간의 고된 수련과정을 거쳐야 통달할 수 있으므로 보통 능력으로는 불가능하다고 할 수 있다. 그러나 아무리 오랜 기간 수련을 하여 진맥에 통달했다 하더라도 인간의 감각으로 미세한 혈관의 파동을 100% 정확히 감지한다는 것은 어려운 일이다. 또한 맥에 그 사람의 생체 에너지 특성이 나타나지 않는 경우도 많이 있다. 그래서 체질의 최종 판정은 체질침과 체질 감별약으로 수일간 치료를 하여 그 반응을 살펴본 후에 결정해야 한다. 그런 과정을 거치는 데는 보통 사흘 내지 일주일 정도의 기간이 걸리며 간혹 사람에 따라서는 그보다 더 오래 걸리기도 한다.

즉 처음 진맥으로 나타나는 체질을 자신의 체질로 완전히 믿어서는 안되며 며칠간 치료의 반응을 살펴보아야 정확하게 알 수 있다는 말이다.

체질의 확정은 세 단계로 이루어진다. 첫단계는 추정체질의 단계인데 진맥상으로 어떤 체질일 가능성이 많다는 추정을 할 때의 단계이다. 다음 단계는 예정체질의 단계인데 진맥으로 추정된 어떤 체질을 체질침과 체질 감별약으로 며칠간 치료를 하여 그 체질임을 확인할 때의 단계이다. 보통의 경우 이 예정체질의 단계에서 체질을 결정하게 된다. 그 다음 단계는 확정체질의 단계인데 예정체질의 단계를 지나서 한 가지 병을 한 달 이상 계속 치료를 하거나 종류가 다른 두 가지 이상의 질병을 치료해보아 아무런 부작용없이 계속 좋은 효과가 나는 것을 확인할 때의 단계다. 대부분의 경우에 예정체질이 확정체질로 거의 이어지지만 간혹 드물게 예정체질과 확정체질이 다르게 나타날 수도 있다.

진맥은 좌우의 손목 근치 요골동맥의 파동을 감지하는 것이 제일 일반적인 방법이다. 체질 진맥법은 일반 진맥법과는 달리 손가락으로 요골동맥을 세게 눌러 맥박을 완전히 차단한 후 제일 먼저 뛰는 맥을 감지하여 가장 힘이 강한 장기가 어느 것인지를 판별하는 것이므로 환자는 진맥과정에서 조금의 통증을 느낄 수도 있다.

이해를 돕기 위해 각 체질에 따른 〈팔체질 맥상 그림〉을 아래에 그려 놓았다.

〈팔체질 맥상 그림〉

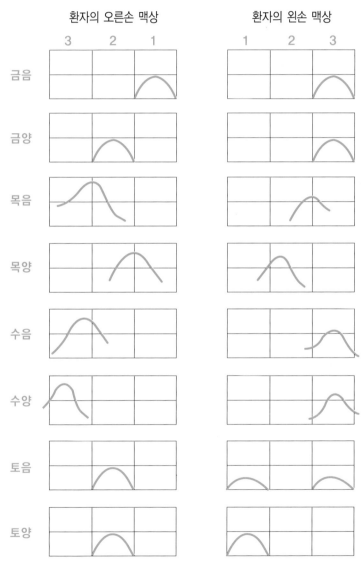

1. 의사의 제1지(식지) 2. 의사의 제2지(중지) 3. 의사의 제3지(약지)

자신의 체질을 잘 알고 있는 사람이라면 이 책이 자신의 건강 유지와 질병 치료에 아주 많은 도움을 줄 것이다. 그러나 자신의 체질을 잘 모르는 사람이라면 이 책을 읽는 데 약간의 어려움이 있을 것으로 예상된다. 그래서 독자 여러분들이 스스로 자신의 체질을 판단하는 데 조금이라도 도움을 주기 위해 여기에서 팔체질에 대한 간단한 설명을 먼저 하고자 한다.

1 의욕과 투지가 넘치는
금음체질

| 일반적인 특징 |

금음체질은 나타나는 특징과 외모가 너무나 다양하여 '이렇게 생긴 사람이 금음체질이다'라고 단정할 수는 없다. 그러나 대체적으로 눈매가 날카로운 사람은 금음체질일 가능성이 많다. 여자의 경우, 유방이 큰 사람은 금음체질일 가능성이 높으나 그렇지 않은 사람도 많다.

일반적으로 머리가 좋은 편이고 사무 능력이 뛰어나 모든 면에서 다양한 재능을 발휘하며 하고자 하는 일에 대한 의욕과 투지가 대단하다. 대체적으로 의지가 강하고 고집이 세서 남들과 잘 타협하지 않는다. 진취적이고 개혁적인 성향이 많은 편이다. 다 그렇지는 않으나 신경질이나 화를 잘 내는 성격에 속한다. 겉으로 화를 잘 내므로 남들은 성질이 급하다고 본다. 조깅 등 땀나는 운동을 하고 나면 힘이 빠지고 지치지만 수영 등을 하고 나면 몸이 가볍고 상쾌해진다.

음악을 좋아하여 노래를 부르거나 듣는 것을 즐긴다. 음치는 없

다. 닭고기나 돼지고기, 라면 등의 밀가루 음식을 먹고 나면 속이
불편하고 피부에 무언가 나는 경우가 흔하다. 육식을 하고 난 다음
날에는 대변이 가늘어지고, 대변을 보고 난 후에도 뒤가 무겁고 불
쾌한 경우가 많다. 한증탕에서 땀을 내면 비만한 금음체질의 경우
시원하다고 느낄 수 있으나, 보통의 금음체질은 힘이 빠지거나 어
지러운 증세가 잘 온다. 허약한 금음체질의 경우는 목욕을 하고 나
면 감기에 걸리는 수가 많으며, 목욕 후에도 시원함보다 힘이 빠지
는 경우가 많다. 몸이 허약해질수록 몸에 땀이 많이 난다.

| 건강할 때 |

금음체질은 건강할 때에는 대변이 굵고 시원하다. 대체적으로
기름진 음식보다 담백한 음식을 좋아하는 편이나 건강할 때에는
육식, 채식, 과일, 생선 등 모든 음식을 가리지 않고 잘 먹는다. 커
피도 잘 마시는 편이며 커피를 마셔도 잠이 오지 않는 증세는 별로
나타나지 않는다. 남자의 경우 대부분의 금음체질이 술을 잘 마시
지만 드물게 술을 못 마시는 경우도 있다. 여자의 경우에도 술을
잘 마신다면 금음체질일 가능성이 많다.

| 병이 났을 때 |

금음체질이 병이 나면 육식이나 밀가루 음식, 기름진 음식을 먹
었을 때 소화가 잘 안되거나, 소화는 되지만 질병이 악화되는 경우
가 많다. 대변이 가늘어지고 대변 후에도 불쾌하며 시원하지가 않
다. 몸의 상태가 안 좋아지면 평소보다 신경질이나 화를 잘 낸다.
또 병이 나면 신경이 예민해진다. 위장이 좋지 않을 때 우유를 마

시면 증세가 더 안 좋아진다.

| 잘 걸리는 병 |

위장병(육식이나 밀가루 음식을 먹으면 잘 체하고 악화되는 위장병), 피부병(육식을 하고 나면 악화되는 피부병, 아토피 피부염), 근육계통병(근이영양증, 근무력증, 근위축증 등 다양한 근육병), 파킨슨씨병, 노인성 치매(알츠하이머), 각종 알러지 질환(천식, 비염 등), 비만, 당뇨, 고혈압, 동맥경화, 천식, 무도병, 간장병, 궤양성 대장염, 유방암, 대장암, 피부암, 백혈병 등.

| 금양체질과의 감별포인트 |

남자인 경우 대부분의 금음체질은 술을 잘하거나 과거에 잘 마셨던 사람이다. 그러나 금양체질은 남자라도 술을 잘 못하는 경우가 많다. 여자인 경우는 금음체질이라도 술을 전혀 못하는 사람이 많다. 커피도 금음체질은 잘 마시는 편이나 금양체질은 마시고 나면 몸이 불쾌해지므로 대체적으로 싫어하는 편이다.

| 수양체질과 감별포인트 |

닭고기, 흑염소, 인삼 등을 먹은 뒤 몸이 좋아지고 속도 편안하면 수양체질일 가능성이 많다. 금음체질은 그런 것들을 먹으면 속이 불편해지고 몸도 무거워지기 쉽다.

파 1 장 2 창의적이고 두뇌회전이 빠른
금양체질

| 일반적인 특징 |

금양체질은 외모에서는 특이한 점이 별로 없다. 비만인 경우도 있고 야윈 경우도 있다. 머리가 뛰어나 창의적인 일을 잘하는 편이며 두뇌를 쓰는 일에 능하다. 생각과 사고방식이 독특하고 유별난 점이 많아서 전통적인 관습이나 습관을 그대로 답습하기보다는 그것을 개혁하거나 새로운 것을 만들어내는 재주가 있다.

외부적으로는 남과 잘 타협하고 부드럽다는 인상을 주나 내면적으로는 항상 자신만의 생각과 속셈이 있다. 다른 사람과 팀을 이루어 협조하는 일보다 혼자하는 일을 좋아한다. 남의 밑에 있기 싫어하며 용의 꼬리보다는 뱀의 머리가 되겠다는 형이다. 조깅 등 땀나는 운동을 하고 나면 몸에 힘이 빠지고 시치지만, 수영 등을 하고 나면 몸이 가볍고 상쾌해진다.

음악을 좋아하여 노래를 부르거나 듣는 것을 즐긴다. 음치는 없다. 대부분의 금양체질들은 닭고기나 돼지고기 등의 육식과 기름기 많은 음식을 근본적으로 싫어하며 그런 것을 먹고 나면 배가 아

24

프거나 잘 체하고, 피부에 두드러기가 일어나거나 몸이 무겁고 불쾌해진다. 한증탕에서 땀을 내면 무척 힘이 빠지고 어지러워진다. 한약이든 양약이든 약 먹는 것을 싫어한다.

드물게 술을 잘 마시는 경우도 가끔 있으나 대부분의 금양체질은 남자라도 술에 약하여 조금만 마셔도 얼굴이 붉어지고 술기운을 이기지 못한다. 마취약에 아주 약하여 수술할 때 마취에서 오래도록 깨어나지 못하는 경향이 있다. 몸이 허약해질수록 땀이 많이 난다. 일광욕을 하고 나면 몸이 피곤하고 무거워진다.

| 건강할 때 |

금양체질은 대체적으로 기름진 음식을 싫어하기 때문에 육식이나 기름기 많은 음식을 평소에도 거의 먹지 않는다. 그렇지 않은 경우도 있지만 대체적으로 커피도 별로 좋아하지 않는 편이다.

| 병이 났을 때 |

금양체질이 병이 나면 평소에도 싫어하던 기름진 음식을 더욱 싫어하게 되고 육식이나 밀가루 음식, 기름진 음식을 먹고 나면 소화가 잘되지 않는다. 그리고 신경이 많이 예민해진다. 위장이 안 좋을 때 우유를 마시면 증세가 더 안 좋아진다.

| 잘 걸리는 병 |

피부병(육식을 하고 나면 악화되는 피부병, 아토피 피부염), 위장병, 각종 알러지 질환(비염, 알러지 피부염 등), 피부암, 간장병 등.

| 금음체질과의 감별 포인트 |

남자인 경우 대부분의 금음체질은 술을 잘하거나 과거에 잘 마셨던 사람이다. 그러나 금양체질은 남자라도 술을 잘 못하는 경우가 많다. 여자인 경우는 금음체질이라도 술을 전혀 못하는 사람이 많다. 커피도 금음체질은 잘 마시는 편이나 금양체질은 마시고 나면 몸이 불쾌해지므로 대체적으로 싫어한다.

| 토음체질과의 감별 포인트 |

돼지고기를 먹고 나면 금양체질은 속도 불편하고 몸도 무거워지지만 토음체질은 속도 편안하고 몸도 가벼워진다. 수영을 하고 나면 금양체질은 몸이 상쾌해지고 피로가 풀리는데, 토음체질은 몸이 무겁고 피로해진다. 반대로 한증탕에서 땀을 내고 나면 금양체질은 몸이 무겁고 피로해지며, 토음체질은 몸이 상쾌하고 피로가 풀린다.

3 보수적 성향이 강한
목음체질

| 일반적인 특징 |

목음체질은 전체적으로 부드러운 인상을 주며 순하고 착한 편이다. 뚱뚱한 사람도 있고 마른 사람도 있다. 목음체질의 여성은 온유, 인내, 순종 등 한국적인 여성미를 그대로 갖추고 있는 경우가 많다. 대체적으로 신경이 예민하여 여러 가지 신경성 질환이 많이 온다. 똑같이 신경을 써도 다른 사람은 그렇지 않은데 목음체질은 신경성 질환에 잘 걸린다. 그렇지 않은 경우도 있지만 일반적으로 대장이 약하여 차가운 음식이나 찬 우유를 먹으면 설사를 잘하는 편이다.

건강한 남자의 경우는 예외지만 대체적으로 찬물을 싫어하여 한여름이라도 물을 따뜻하게 데워서 목욕하는 편이다. 찬물에 목욕하고 나면 몸이 무겁고 불쾌해진다. 술을 잘 마시는 사람도 더러 있지만 남자라도 잘 마시지 못하는 경우가 많다. 그러나 의외로 알코올 중독자는 목음체질이 많은 편이다. 성격이 세심하고 손으로 하는 일에 능해 손재주가 많으며 남들과 잘 융화하며 어울려 지내는 편이다.

가능하면 전통적인 것을 그대로 지키려는 보수적 성향이 강하고 개혁적이거나 진취적이지 못하다. 조깅 등 땀을 흘리는 운동을 하고 나면 몸이 가볍고 상쾌해지며 수영 등을 하고 나면 몸이 무겁고 피로해진다. 그래서 오래도록 매일 조깅을 즐기는 사람들은 목음체질이 많다.

일반적으로 음식은 이것저것 가리지 않고 잘 먹는다. 상추 등 잎채소를 많이 먹고 나면 졸음을 느낀다. 참외나 생선회를 먹으면 설사를 잘하는 편이다. 집을 떠나 여행을 하거나 잠자리가 바뀌면 쉽게 잠을 이루지 못하고, 여행중에는 대변도 잘 보지 못하여 변비가 되는 경향이 많다. 집에 와서야 잠을 깊이 자고 대변도 시원하게 잘 볼 수 있다. 몸을 따뜻하게 하면 감기에 잘 걸리지 않으나 조금만 차게 해도 감기에 걸리는 경우가 흔하다.

커피를 마시면 남자의 경우는 피로가 풀리고 몸이 개운해지지만 여자의 경우는 오후에 마시면 가슴이 뛰고 잠이 잘 오지 않는 경우가 많다. 그러나 간혹 남자의 경우도 잠이 안 오는 수가 있다. 설사가 아닌데도 밥만 먹고 나면 화장실에 자주 가서 대변을 보는 사람은 목음체질일 가능성이 많다.

| 건강할 때 |

목음체질이 건강할 때에는 대변이 좋고 시원하다. 음식도 육식, 채식, 과일, 생선 등 아무거나 가리지 않고 먹어도 소화에 별 무리가 없다. 건강할 때에는 잠도 잘 자는 편이다.

| 병이 났을 때 |

목음체질이 병이 나면 배가 아프고 설사하는 일이 잦아진다. 또 마음이 불안해지며 잠도 깊이 들지 못한다.

| 잘 걸리는 병 |

여러 가지 신경성 병(두통, 불안, 불면증, 심장화병 등), 과민성 대장증상, 위염, 위궤양, 십이지장염, 십이지장궤양(신경성의 소화기 계통 질환), 알러지 질환(비염, 피부병 등), 류머티스 관절염, 골다공증, 건선, 담석증, 협심증, 간염, 전립선염, 커피 중독, 알코올 중독 등.

| 목양체질과의 감별 포인트 |

육식과 뿌리채소 모두 좋으나 목음체질은 육식보다 뿌리채소가 더 좋은 편이고 목양체질은 뿌리채소보다 육식이 더 좋은 편이다. 인삼은 목양체질에는 좋은데 목음체질에는 맞지 않을 때가 많으며 가물치, 잉어, 새우, 굴, 해삼 등은 반대로 목음체질에는 좋은데 목양체질에는 맞지 않을 때가 많은 편이다.

| 토양체질과의 감별 포인트 |

개소주, 보신탕, 흑염소, 삼계탕, 닭고기 등을 먹었을 때 목음체질에는 맞으나 토양체질에는 맞지 않을 때가 많은 편이다.

4 과묵하고 정이 많은 목양체질

| 일반적인 특징 |

목양체질은 과묵하여 말을 많이 하지 않는 편이다. 남자의 경우에는 평소 닭고기, 돼지고기, 소고기 등 육식을 좋아하며 과일을 좋아하지 않아 눈앞에 과일이 있어도 좀처럼 손을 대지 않는다. 신음식도 싫어하는 편이다. 그러나 여자의 경우에는 육식을 싫어하고 신맛 나는 음식을 좋아하는 경우도 많이 있다.

몸집이 큰 사람도 있고 작은 사람도 있다. 양반 자세로 앉아 있을 때 옆에서 보면 척추를 꼿꼿이 세워서 앉아 있다.

겉보기와는 달리 정이 많고 가족들에 대한 애정과 보살핌이 각별하다. 생각하는 그릇이 크고 넓어서 작은 일보다는 규모가 큰 일에 능하다. 술을 잘 마시는 사람도 많지만 술을 잘 못 마시는 사람도 많다. 보수적이며 수구적인 경향이 많아서 사회제도나 생활이 변화되는 것을 바라지 않는 현실 유지형이다.

마취약에 강하여 수술할 때 마취가 빨리 되지 않거나 예정시간보다 일찍 깨어 의사들의 대화나 가위 소리를 듣는 경우가 많다.

조금 게으른 편이라서 작은 일에 자주 손대지는 않지만 한 번 일을 하면 크게 하는 편이다.

다 그런 것은 아니지만 일반적으로 음악에는 별 흥미가 없다. 그래서 음치가 많다. 목양체질이 다 음치라는 것이 아니라 음치이면 목양체질일 가능성이 많다는 것이다. 일반적으로 아주 허약하지만 않다면 한증탕이나 온탕에서 땀을 흘리고 난 뒤 몸이 가벼워지는 체질이다. 그러나 호흡기가 약해서 한증탕 안에는 갑갑하여 잘 들어가지 못하는 경우도 많이 있다. 대체적으로 커피를 마시면 피로가 풀리고 상쾌해지는 체질이지만, 속이 안 좋거나 잠이 오지 않는 경우도 있다. 아스피린을 먹으면 몸이 가벼워지고 기분이 좋아지는 체질이다. 아스피린으로 인한 위장장애는 좀체로 없는 편이다.

| 건강할 때 |

목양체질이 건강할 때는 몸에 땀이 조금씩 나는 편이다. 건강할 때는 말도 곧잘 하고 활동적이다. 육식은 좋아하지만 잎채소나 과일은 별로 좋아하지 않는데, 김치를 먹어도 무의식중에 푸른잎 부분은 먹지 않고 하얀 줄기 부분을 먹는다.

| 병이 났을 때 |

목양체질이 몸이 좋지 않을 때는 일부의 경우를 제외하고는 오히려 땀이 나지 않는다. 그리고 말수가 더욱 적어지게 된다. 병이 나더라도 육식은 잘 소화시키는 편이다. 위장이 좋지 않아 속이 쓰리고 잘 체할 때라도 소고기, 닭고기, 돼지고기 등은 속에 별 부담을 주지 않는다. 오히려 잎채소를 먹으면 소화를 못 시키는 경우가 많다. 위장이 좋지 않을 때 우유를 마시면 속이 편해진다.

| 잘 걸리는 병 |

류머티스 관절염, 퇴행성 관절염, 골다공증, 여러 가지 신경통, 천식 등의 호흡기 질환, 간장병, 당뇨, 고혈압, 동맥경화, 환시 등.

| 목음체질과의 감별 포인트 |

육식과 뿌리채소 모두 좋으나 목음체질은 육식보다 뿌리채소가 더 좋은 편이고 목양체질은 뿌리채소보다 육식이 더 좋은 편이다. 인삼은 목양체질에는 좋은데 목음체질에는 맞지 않을 때가 많으며 가물치, 잉어, 새우, 굴, 해삼 등은 목음체질에는 좋은데 목양체질에는 맞지 않을 때가 많은 편이다.

| 수음체질과의 감별 포인트 |

돼지고기를 먹고 나면 목양체질은 소화도 잘되고 몸도 가벼워지나 수음체질에서는 소화도 잘되지 않고 몸도 무거워진다. 한증탕, 사우나, 일광욕 등을 하고 나면 목양체질은 몸이 가볍고 피로가 풀리나 수음체질은 몸이 무겁고 피로가 쌓인다.

5 소심하고 소극적인
수음체질

| 일반적인 특징 |

수음체질은 내성적이고 소심하며 진취적이지 못하고 소극적이다. 몸이 차고 소화기능이 무력하여 항상 위장장애로 고생을 많이 하는 편이다. 뚱뚱한 사람도 있고 마른 사람도 있다. 차가운 음식을 먹으면 속이 불편하여 탈이 잘 나므로 차가운 음식을 싫어하는 경향이 있다. 위장에 탈이 나면 속이 쓰리거나 아픈 증세보다, 더부룩하다든지 체한 것 같다든지 식욕이 없다든지 하는 증세가 많이 나타나는 편이다. 보리밥이나 참외, 돼지고기나 오징어 등을 먹고 나면 위장장애나 복통, 설사가 잘 온다. 땀을 흘리면 몸에서 힘이 많이 빠지는 체질이므로 한증탕이나 온탕에서 땀을 내면 어지럽거나 쉬 지치고 감기가 잘 들기도 한다.

수음체질은 닭고기, 사과, 찹쌀밥은 소화를 잘 시키는 편이나 돼지고기, 참외, 보리밥은 소화가 잘되지 않는다. 그런 음식의 경험이 비교적 뚜렷이 나타나는 체질이 수음체질이므로 자신이 수음체질로 의심되면 위에 적힌 음식으로 스스로 실험해보는 것이 좋을 것이다. 대체로 소식하는 편이고 입맛이 까다롭다.

| 건강할 때 |

건강할 때의 수음체질은 자신의 체질에 해로운 음식도 비교적 잘 소화를 시키는 편이다. 그리고 성격도 활달하다. 수음체질은 술을 마실 때에도 맥주 등 차가운 것은 싫어하고 소주 등을 마시는 경향이 있다. 수음체질은 건강할 때라도 대변이 무른 편이 많다.

| 병이 났을 때 |

수음체질은 병이 나면 자기 체질에 해로운 음식을 소화시키는 힘이 현저히 떨어지는 편이다. 그러므로 보리밥이나 참외, 돼지고기 등을 먹으면 당장 몸에 좋지 않은 표가 난다.

| 잘 걸리는 병 |

설사나 식욕 부진 등 소화기 계통 질환, 위무력증, 위하수증, 저혈압, 원기부족, 우울증 등.

| 수양체질과의 감별 포인트 |

수음체질은 대변이 무른 편이 많고 수양체질은 굳은 변과 변비가 많은 편이다.

| 목양체질과의 감별 포인트 |

돼지고기를 먹으면 목양체질에서는 소화도 잘되고 몸도 가벼워지나 수음체질에서는 소화도 잘되지 않고 몸도 무거워진다. 한증탕, 사우나, 일광욕 등을 하고 나면 목양체질은 몸이 가볍고 피로가 풀리나 수음체질은 몸이 무겁고 피로가 쌓인다.

6 조용하고 신중한 수양체질

| 일반적인 특징 |

수양체질은 조용하고 신중한 편이다. 비만인 경우도 있고 야윈 경우도 있다. 어떤 일을 결정할 때 신중에 신중을 기하는 편이며, 남이 하는 말을 쉽게 믿지 않고 여러 각도에서 다양하고 충분히 검토한 후 결정하는 편이다. 돌다리도 두드려 보고 건너는 신중하고 의심이 많은 형이지만, 일단 한 번 결정한 것은 좀처럼 바꾸지 않고 한번 믿은 사람도 끝까지 신뢰하는 편이다. 어떤 일을 할 때 앞에 나서서 하는 것이 아니라 뒤에서 조용히 돕는 편이다. 성격이 빈틈없고 덤벙대지 않으며 치밀하기 때문에 수양체질이 맡아서 한 일은 수정할 일이 별로 없다. 그러므로 사무나 회계에 능하여 복잡한 것을 정리하고 계산하는 것을 잘하는 편이다. 음식은 가리지 않고 아무거나 잘 먹는다. 감정의 기복이 심하지 않고 밖으로 감정을 잘 드러내지도 않아서 남에게 신경질이나 화를 내는 일이 드물다.

여름에 날이 더워지면 체력이 많이 떨어져 지치게 된다. 땀을 흘리면 기운이 빠지는 체질이므로 한증탕이나 온탕에서 땀을 내면 힘이 빠지고 어지러워진다. 반면에 수영 후에는 몸이 가벼워지고

기분이 상쾌해지며 식욕도 당기게 된다. 대변은 보통 변비가 많은
데 며칠간 대변을 보지 못하여도 뒤가 무겁다거나 별로 불쾌한 느
낌이 없는 편이다.

| 건강할 때 |

수양체질은 건강할 때에는 아무 음식이나 잘 먹고 소화도 잘 시
키는 편이다. 보리밥이나 참외, 맥주 등 체질에 해로운 것을 먹어
도 몸에 별 무리가 없다. 그리고 몸이 건강할 때에는 땀이 많이 나
지 않는다.

| 병이 났을 때 |

수양체질이 병이 나서 허약해지면 몸에 땀이 나게 되고 위장에
도 부담이 오기 쉽다. 신경성 두통도 잘 오는 편이다.

| 잘 걸리는 병 |

변비, 위장병, 신경성 두통, 우울증, 요통 등.

| 수음체질과의 감별 포인트 |

수양체질은 대체적으로 대변이 굳거나 변비 경향이 많고, 수음
체질은 대변이 무른 편이 많다.

| 금음체질과의 감별 포인트 |

닭고기, 흑염소, 인삼 등을 먹었을 때 몸이 좋아지고 속이 편안
하면 수양체질일 가능성이 많다. 금음체질은 그런 것들을 먹으면
속도 불편해지고 몸도 무거워지기 쉽다.

7 제일 희귀한
토음체질

| 일반적인 특징 |

토음체질은 밝은 모습에 언제나 활달한 편이다. 다른 사람의 말을 의심 없이 잘 믿으며 어떤 일을 할 때 꾸준히 하기보다는 싫증을 잘 낸다.

토음체질은 극히 보기 드문 체질이다. 팔체질 중에서 제일 희귀한 체질인데다 원래 몸이 튼튼하여 의료시설을 찾는 경우가 별로 없으므로 진료를 하면서도 접하기 어려운 체질이다. 토음체질은 위장의 기능이 지나치게 강하여 페니실린 주사를 맞으면 생명이 위험할 정도로 쇼크를 일으키는 체질이다.

다른 체질에서도 페니실린 주사로 인한 쇼크는 있는 편이지만 생명이 위험할 정도의 쇼크는 아닌 데 비해, 토음체질의 페니실린 주사 쇼크는 생명을 잃을 정도로 강력한 것이다. 그러니 토음체질일 경우에는 페니실린 주사를 맞지 않고 미리 피하는 것이 최선의 방법이다.

| 건강할 때 |

건강할 때의 토음체질은 돌과 무쇠라도 소화를 시켜낼 정도의 강력한 위장 소화력을 가졌다. 모든 음식은 물론이고 이물질까지도 몸 속에 들어가면 전부 소화시킬 수 있을 정도이다.

| 병이 났을 때 |

토음체질이 병이 나는 것은 강력한 위장 소화기능이 다른 신체 장기와 균형과 조화를 이루지 못할 때다.

| 잘 걸리는 병 |

당뇨, 소화성 궤양 등.

| 토양체질과의 감별 포인트 |

토음체질과 토양체질 중에서 거의 대부분(98% 이상)이 토양체질이므로 우선 토양체질로 생각하면 된다.

| 금양체질과의 감별 포인트 |

돼지고기를 먹고 나면 금양체질은 속도 불편하고 몸도 무거워지지만 토음체질은 속도 편안하고 몸도 가벼워진다. 수영을 하고 나면 금양체질은 몸이 상쾌해지고 피로가 풀리는 데 반해, 토음제실은 몸이 무겁고 피로해진다. 반대로 한증탕에서 땀을 내고 나면 금양체질은 몸이 무겁고 피로해지며 토음체질은 몸이 상쾌하고 피로가 풀린다.

8 겁이 많고 봉사정신이 투철한
토양체질

| 일반적인 특징 |

토양체질은 외모가 유순하게 생겼다. 성격은 매우 급한데, 다급할 때에 다른 사람에게 화를 내거나 다급한 표를 밖으로 잘 드러내지 않기 때문에, 본인 마음만 급하지 다른 사람들은 성격이 급하다는 것을 잘 눈치채지 못한다. 예를 들어 진료를 받기 위해 병원에 갔는데 대기 환자들이 많아 한 두 시간을 기다려야 할 경우 토양체질의 환자는 그냥 병원을 나와버린다. 본인의 성격이 워낙 급해 도저히 앉아서 차분히 기다리지 못하는 것이다. 그러나 표시를 내지 않아 다른 사람은 그 사람의 성격이 급한 줄 잘 모른다.

한 두 시간을 기다리면서 빨리 안해준다고 언성을 높이고 재촉하는 체질은 주로 금음체질이 많은데, 금음체질은 겉으로 화를 잘 내므로 성격이 급하다는 걸 알 수 있지만, 토양체질은 겉으로 잘 드러내지 않기 때문에 성격이 급한 줄을 잘 모른다.

토양체질은 그림을 잘 그리고 눈으로 하는 일에 능하여 한번 본 것은 잘 따라하고 기억하는 편이다. 성격은 모나지 않고 둥글둥글

해 원만한 형이다. 또한 겁이 많은 편이고 어떤 것을 꾸준히 밀고
나간다거나 오래 참는 것을 하지 못한다. 조그만 것에도 마음이 잘
변한다. 이것이 좋다 하면 남보다 먼저 이쪽으로 가고 저것이 좋다
하면 남보다 먼저 저쪽으로 가는 편이다.

남의 말을 의심하지 않고 잘 받아들인다. 봉사정신이 많아서 여
러 가지 사회활동을 많이 한다. 바깥 사회일은 잘 도맡아 하는 편
인데, 대신 집안일은 조금 소홀히 하는 경향이 있다. 아침잠이 없
는 편이라 새벽에 일어나 운동이나 여러 가지 활동을 많이 한다.
대신 저녁에는 일찍 잠자리에 든다.

| 건강할 때 |

토양체질이 건강할 때는 매일 대변을 잘 보는 편이다. 대변을 보
는 데 문제가 있으면 병이 왔다는 신호이다. 음식을 아주 차게 하
거나 아주 뜨겁게 해서 먹는 것을 좋아하고 미지근한 것을 싫어하
는 경향이 있다.

| 병이 났을 때 |

토양체질이 병이 나면 평소에도 조급하던 마음이 더 조급해진
다. 매운 것과 자극적인 것을 먹으면 병이 심해진다.

| 잘 걸리는 병 |

당뇨, 위장의 염증과 궤양(더부룩한 증세는 드물고 쓰리고 아픈
증세가 많다), 양기부족, 알러지 질환, 피부병, 전립선염, 불임증
등.

| 토음체질과의 감별 포인트 |

토음체질 중에서는 거의 대부분(98% 이상)이 토양체질이므로 우선 토양체질로 생각하면 된다.

| 목음체질과의 감별 포인트 |

목음체질은 개소주, 보신탕, 흑염소, 삼계탕, 닭고기 등을 먹었을 때 잘 맞는 편이나 토양체질에는 맞지 않을 때가 많다.

제2부
체질에 대하여

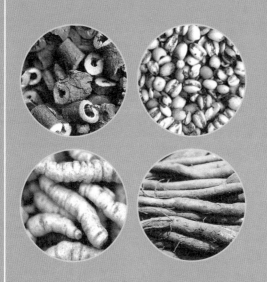

사람들은 '체질'이란 말을 자주 쓴다. 체질에 대하여 아무 것도 모르는 사람조차도 "나는 술이 안 맞는 체질이야.", "나는 뚱뚱한 체질인가 봐요.", "우리 애는 열이 많은 체질이에요.", "나는 알러지 체질입니다." 등의 말을 자주 사용한다. 또한 '산성체질'이니 '알칼리 체질'이니 하는 말도 자주 사용한다. 이렇게 의식적이든 무의식적이든 일상생활에서 흔히 사용하는 이 '체질'이란 것은 정확히 무엇을 말하는 것일까? 체질에 대한 여러 가지 잘못된 상식을 바로잡기 전에 여기서는 과연 '체질'이란 것이 무엇을 말하는 것인지부터 먼저 알아보도록 하자.

체질이란 남과 구별되는 그 사람만의 신체상의 생리적·병리적 특징을 가리키는 것인데, 태어나서부터 생명을 다할 때까지 변하지 않는 그 사람만의 고유 특성을 지칭한다. 그러므로 비만이니 알러지니 산성이니 알칼리니 하는 것은 그 사람 신체의 일시적 상태를 표현한 것이지 평생 변하지 않는 그 사람만의 고유 특성을 가리키는 것이 아니기 때문에 거기에다 체질이란 용어를 사용하는 것은 옳지 못하다. 굳이 표현하자면 "나는 비만 상태입니다.", "나는 알러지가 있습니다.", "나의 몸은 산성 상태입니다.", "나의 몸은 알칼리 상태입니다."라고 표현해야 한다.

조금 전문적으로 설명하자면 '체질이란 그 사람의 생명현상이 출현하고 유지되는 생명 에너지[氣]의 기본적인 구성체계'를 말한다. 즉 체질이란 생명현상을 일으키는 여러 기본적인 에너지 중에서 어떤 기가 상대적으로 강하고 어떤 기가 상대적으로 약한지를 구분하여 생명 에너지의 상호 강약체계에 공통적인 특징이 있는 것들끼리 분류해놓은 생체 에너지 분류체계를 말하는 것이다.

서양의 여러 가지 체질 분류법은 그 분류법이 발달하지 못하여 실제 질병 치료와 건강 증진에는 쓰일 수가 없었다. 그러나 동양의학, 특히 우리나라의 한의학에서는 체질에 관한 연구가 세계에서 가장 발달했는데 이는 우리나라가 지정학적으로 목체질 문화(중국)와 금체질 문화(일본)의 사이에 위치하여 양대 문화의 충돌과 융화가 잦고, 또한 우리나라 사람들의 체질 분포 역시 목체질과 금체질이 서로 엇비슷하게 분포하여 목체질과 금체질의 상호 이질성이 가족이나 사회 조직, 음식, 행동, 감정, 사고방식 등에서 서로 극명하게 대비되어 나타나고 있기 때문이다.

체질의학은 100여 년 전인 조선시대에 태동했다. 조선시대 말기에 '이제마'라는 걸출한 의원 겸 사상가가 나타나서 사상의학(四象醫學)이라는 체질의학을 제창했다. 사상의학이란 사람의 체질을 태음인, 태양인, 소음인, 소양인의 네 가지로 분류하여 각자의 체질적 특성에 따라 질병을 치료하는 의학을 말한다.

이제마 선생의 사상의학은 세계 최초로 환자의 치료에 직접 활용된 체질의학이었다. 그 이유는 여태까지의 체질 분류법과는 달리 사상의학의 체질 분류법이 실제적인 체질에 상당히 근접했으므로 질병의 치료와 건강 증진에 직접 활용이 가능했던 것이다.

그러나 이제마 선생이 제창한 사상의학은 기존 의학이 뒤따를 수 없는 뛰어난 점이 많았는데도 불구하고 몇 가지 아쉬운 점이 있었다. 그것은 실제로 여덟 가지인 사람의 체질을 네 가지로 잘못 분류를 해 체질 분류상의 미흡성을 드러낸 점과 각 체질별 약물치료법의 개발은 어느 정도 이루었지만 각 체질별 침 치료법은 전혀 개발되지 않은 점, 그리고 여덟 가지 체질을 네 가지로 줄여서 넓게 분류했는데도 체질 판정의 기준이 모호하고 추후 그 체질이 바르게 판정되었는가를 판단할 수 있는 기준이 거의 없다는 점 등이었다.

이러한 사상의학의 단점 때문인지 사상의학은 한의학계에서 오랫동안 주목을 받지 못하고 사상의학을 전문적으로 연구하는 일부 한의사들에 의하여 명목을 이어오다가 최근에 들어서야 뒤늦게 한의과 대학 등에서도 조금씩 연구를 하고 있는 실정이다.

체질의학은 이제마 선생 이후 별 발전을 이루지 못하고 일부 한의사들에 의해서 명맥만 유지되어왔다. 그러다가 우리나라 한의학계에 권도원 선생이라는 또 한 분의 인물이 나타나 미흡한 사상의학을 팔체질의학으로 더욱 발전시켰다. 권도원 선생은 사람의 체질이 이제마 선생이 말한 것처럼 네 가지가 아니라 애초부터 여덟 가지임을 밝혀냈을 뿐 아니라 각 체질에 따른 침 치료법도 개발했다. 그리하여 체질의학은 체질분류에서 만큼은 이제 여덟 가지 체질로 정확히 분류되어 새로이 도약할 수 있는 전기가 마련되었다.

이러한 정확한 체질 분류는 그 동안 침체되었던 한의학의 수준을 몇 단계 훌쩍 상승시키는 큰 힘이 되고 있다. 그러나 그보다 더 중요한 것은 체질의학과 여타 첨단 학문과의 교류를 통하여 비로소 다음 세기에 펼쳐질 참된 의학의 싹이 트고 있다는 것이다.

즉 체질의학은 여태껏 발달해왔던 기존 의학의 최고의 정점을 이룸과 동시에 다음 세기에 전개될 신비한 미래 의학의 씨앗이 되고 있다는 것이다. 지금으로서는 상상조차 할 수 없는 높은 수준의 미래 의학이 체질의학을 기초로 해서 활발히 연구되어지고 있으며 많은 뜻있는 의료인들이 21세기 미래의 의학을 조금이라도 앞당겨 질병으로 고통받는 인류에게 좀더 나은 혜택을 주기 위해 지금도 계속 연구, 노력하고 있다.

그런 질병 치료법과 건강 증진법의 발달은 현재 빠른 속도로 이루어지고 있으며 앞으로 머지않아 현재의 치료법과는 전혀 차원이 다른 획기적인 치료법이 개발될 것으로 예상된다.

이제 독자 여러분들에게 이만큼 발달된 한의학, 체질의학의 모습 중 일부를 소개할 수 있게 되었음을 기쁘게 생각한다.

1 체질은 네 가지다?

사람의 체질은 몇 가지로 나눌 수 있을까? 체질에 대해 관심이 많은 사람도 체질을 네 가지(태음인, 태양인, 소음인, 소양인)로 알고 있는 사람이 많다. 그러나 이러한 네 가지 분류법은 정확하지 않은 것이다. 이는 100여 년 전, 체질치료의 초창기 시절 이제마 선생이 분류한 방법으로 원래 여덟 가지인 사람의 체질을 네 가지로 잘못 나누어 분류한 데서 기인한다.

체질이란 그 사람의 생명현상이 출현하고 유지되는 생명 에너지의 기본적인 구성체계를 말한다. 그런 생명 에너지의 구성체계는 인체에서 오장육부 기능의 강약으로 표출되는데 우리가 체질을 판단하는 것은 이러한 오장육부의 기능강약을 알아냄으로써 가능해진다. 부(腑)는 자신의 모장기(母臟器)인 장(臟)의 기능강약을 그대로 따르므로 장의 기능강약 순서를 정확히 알면 그 사람의 체질을 판별할 수 있는 것이다.

장에는 간(肝), 심(心), 췌(膵), 폐(肺), 신(腎)의 다섯 장기(오장)가 있는데 이 다섯 장기의 기능강약 순서에 따라 각자의 체질이 결정된다. 이제마 선생은 사람의 체질을 판별함에 있어서 이러한 다섯 장기의 기능강약 순서를 모두 파악하지 못하고 상호 길항작용을 일으키는 간장과 폐장, 그리고 신장과 췌장의 기능강약만 보았던 것이다. 그리하여 간장의 기능이 다른 장기들 중에서 제일 강하고 폐장의 기능이 다른 장기들 중에서 제일 약한 사람을 태음인, 폐장의 기능이 제일 강하고 간장의 기능이 제일 약한 사람을 태양인, 신장의 기능이 제일 강하고 췌장의 기능이 제일 약한 사람을 소음인, 췌장의 기능이 제일 강하고 신장의 기능이 제일 약한 사람을 소양인이라 했던 것이다. 즉 다섯 장기의 일, 이, 삼, 사, 오등의 기능강약 체계를 다 구분하지 못하고 기능이 제일 강한 일등 장기와 기능이 제일 약한 오등 장기 두 개만을 구별하여 체질을 분류한 것이 이제마 선생의 사상의학이다.

이제마 선생의 사상의학은 오장의 기능강약을 파악하여 사람의 체질을 판별한다는 방법론적인 면에서는 정확했으나 오장의 기능강약을 완전히 파악하지 못하고 일부 장기, 즉 제일 강한 장기와 제일 약한 장기만 파악하여 체질 분류를 시도함으로써 체질 분류상의 미흡함을 그대로 드러내었다. 그러나 이제마 선생이 그 시대에 그런 정도의 학문을 정립할 수 있었던 것은 가히 존경할 만한 일이었고 우리나라 뿐 아니라 세계의 의학사에도 길이 남을 훌륭한 연구업적임은 두말할 필요도 없다.

사상의학에서 체질 분류의 미흡함은 오랜 세월이 지나 권도원 선생에 의해서 비로소 해결되었다. 권도원 선생은 사람의 체질을 분류함에 있어서 제일 강한 장기(일등 장기)와 제일 약한 장기(오등 장기) 뿐만 아니라 여타 장기(이등, 삼등, 사등 장기)의 기능강약 순서도 완벽하게 찾아내어 사람은 네 가지 체질이 아니라 여덟 가지 체질로 분류된다는 것을 입증했다.

즉 태음인은 간장의 기능이 다섯 장기 중에서 제일 강하고 폐장의 기능이 다섯 장기 중에서 제일 약하지만 태음인 중에서도 간장, 심장, 췌장, 신장, 폐장의 순서로 기능강약이 정해지는 목음(木陰)체질이 있고 간장, 신장, 심장, 췌장, 폐장의 순서로 기능강약이 정해지는 목양(木陽)체질이 있다.

태양인은 폐장의 기능이 제일 강하고 간장의 기능이 제일 약하지만 태양인 중에서도 폐장, 신장, 췌장, 심장, 간장의 순서로 기능강약이 정해지는 금음(金陰)체질이 있고 폐장, 췌장, 심장, 신장, 간장의 순서로 기능강약이 정해지는 금양(金陽)체질이 있다.

또한 소음인은 신장의 기능이 제일 강하고 췌장의 기능이 제일 약하지만 소음인 중에서도 신장, 간장, 심장, 폐장, 췌장의 순서로 기능강약이 정해지는 수음(水陰)체질이 있고 신장, 폐장, 간장, 심장, 췌장의 순서로 기능강약이 정해지는 수양(水陽)체질이 있다.

소양인은 췌장의 기능이 제일 강하고 신장의 기능이 제일 약하지만 소양인 중에서도 췌장, 폐장, 심장, 간장, 신장의 순서로 기능강약이 정해지는 토음(土陰)체질이 있고 췌장, 심장, 간장, 폐장, 신장의 순서로 기능강약이 정해지는 토양(土陽)체질이 있다.

사상의학이 이렇게 팔체질의학으로 발달 정립된 것은 여러 가지 의미가 있다. 그것은 첫째, 비로소 사람의 체질을 불완전한 사상체질이 아니라 팔체질로 완벽하게 판별할 수 있게 되었다는 점, 둘째 이러한 완벽한 체질 판별을 바탕으로 체질에 관계없이 아무렇게나 놓던 침을 각 체질에 맞게 정확하게 구사할 수 있게 되었다는 점, 셋째 침을 각 체질에 맞게 정확하게 구사함으로써 체질 감별이 맞았는지 아닌지 하는 추후 검토과정을 거칠 수 있다는 점, 넷째 각 체질에 대한 약을 좀더 정확하게 쓸 수 있게 되었다는 점, 다섯째 각 체질에 따라 몸에 좋은 음식과 운동, 생활방법 등을 정확하게 알 수 있어 건강 증진에 큰 도움이 된다는 점, 여섯째 여태껏 치료방법이 없었거나 치료가 힘들었던 일부 질병들도 치료를 할 수 있는 길이 열렸다는 점 등이다.

사상의학은 실생활에 활용된 체질의학의 효시로 그 가치는 실로 크다고 할 수 있다. 그러나 사상의학은 체질 분류도 미흡할 뿐만 아니라 체질 감별에도 문제가 많고 감별한 체질을 재차 검증할 방법도 거의 없다. 사상의학과 팔체질의학 사이에는 이런 엄청난 수준의 격차가 있다.

환자를 치료하다 보면 요즘도 이러한 질문을 받을 때가 있다.

"제 체질은 목음체질인데 그러면 사상의학으로는 태음인, 태양인, 소음인, 소양인 중에서 어떤 체질에 속하나요?"

그 사람은 물론 목음체질이란 말이 생소하고 태음인, 태양인, 소음인, 소양인이라는 말이 귀에 익었기 때문에 그런 질문을 한 것이다. 그러나 이러한 질문은 자동차, 비행기로 여행하는 시대에 걷거나 말을 타고 여행하겠다는 것이고, 인공지능 컴퓨터 시대에 주판으로 계산을 하겠다는 것과 같다. 치료법이나 음식의 구분 등 모든 면에서 훨씬 발달한 팔체질 분류법을 두고 일부러 미흡한 분류법을 따를 필요는 없는 것이 아닐까?

<사상의학의 체질 분류>

	과강장기	강장기	중간장기	약장기	과약장기
태음인	간	?	?	?	폐
태양인	폐	?	?	?	간
소음인	신	?	?	?	췌
소양인	췌	?	?	?	신

<팔체질의학의 체질 분류>

	과강장기	강장기	중간장기	약장기	과약장기
금음	폐	신	췌	심	간
금양	폐	췌	심	신	간
목음	간	심	췌	신	폐
목양	간	신	심	췌	폐
수음	신	간	심	폐	췌
수양	신	폐	간	심	췌
토음	췌	폐	심	간	신
토양	췌	심	간	폐	신

 | 해설 |

　　어떤 사람은 '나는 이 체질과 저 체질의 특징이 섞여서 나타나는 사람이다'라고 말한다. 그러나 그런 사람은 존재할 수 없다. 우주의 원리상 생명현상은 팔체질 중에서 한 가지로 선택되지 않으면 발현될 수 없다. 그러므로 이 체질의 특성과 저 체질의 특성이 섞인 사람은 태어날 수 없으며 설령 태어났다고 하더라도 생명을 영위해가지 못한다.

또 어떤 사람은 말한다. '나는 참 안 좋은 체질이다'라고. 세상에는 좋은 체질이란 것도 없고 안 좋은 체질이란 것도 없다. 각각의 체질 나름대로 다 장점과 단점이 고루 있으며 사회적으로 할 일도 각 체질 나름대로 따로 있다. 우리의 몸을 한번 살펴보자. 우리의 몸 중에서 어느 한 부분 필요 없는 부분이 있는가? 손, 발, 머리, 눈, 코, 귀, 입, 간장, 심장, 췌장, 폐장, 심장 등 모든 것이 각자 제 위치에서 제 할 일을 하고 있어야 우리의 몸은 비로소 완전한 기능을 할 수 있다.

그와 마찬가지로 각각의 체질도 그 체질에 따라 주어진 능력과 역할이 다른데 그것을 사회 전체적인 면에서 살펴보면 누구나 중요한 존재이며 누구나 각자의 위치에서 제 할일이 따로 있다는 것이다. 체질을 알면 하늘이 자신에게 명한 바를 알 수 있다는 말도 그런 뜻에서 나온 말이다.

그렇다면 체질은 정확히 여덟 가지뿐일까? 그런 의문에는 현재 확실히 답할 수 없다. 지금까지 밝혀진 바로는 여덟 가지이지만 연구가 진행되어 갈수록 팔체질 중에서도 일정한 유형, 즉 평생 바뀌지 않는 생리적·병리적 특징을 가지고 있는 몇 가지 유형이 발견되고 있다.

다시 말하자면 각각의 팔체질 내에서도 생명 에너지의 기본적인 구성체계의 강약이 평생 바뀌지 않는 몇 가지 유형이 발견되고 있는 것이다. 아직까지는 완전히 연구가 이루어지지 않아서 확성지을 수는 없지만 머지않아 연구의 결실이 이루어질 것 같다. 그때가 되면 좀더 우수한 치료의 혜택을 볼 수 있을 것이다.

파트 2

2 신경이 예민하고 소화가 잘 안되면
　　　수음체질, 수양체질(소음인)?

　　사상의학으로 체질을 분류하는 경우 많이 하게 되는
실수가 있다. 신경이 예민하고 소화가 잘되지 않는 증상을 가지고
있거나 성격이 얌전하고 체격이 말라보이면 소음인(수음체질, 수
양체질)이라고 분류해버리는 부분이다. 이는 틀린 생각이다.

　매스컴에서 체질에 관한 내용을 접하거나 잡지 등에서 체질에
관한 글을 읽어본 사람들 중 많은 사람들이 자신을 소음인이라고
알고 있는데 그 이유는 소음인은 성격이 내성적이고 신경이 예민
하고 소화기능이 약하다고 소개되어있기 때문이다. 많은 사람들이
이러한 맞지 않는 체질 분류를 통하여 자신이 소음인이라고 잘못
생각하고 있다.

　그러나 의료인이라면 누구나 환자의 증세를 진찰하거나 외모를
한번 훑어보는 것만으로는 체질 감별이 되지 않는다는 것을 잘 알
고 있다. 체질 감별은 쉬운 일이 아니다. 이는 의학을 전공한 의료
인 스스로 자신의 체질이 무엇인지를 모르는 경우도 상당히 많다
는 데서도 잘 나타난다. 사정이 이러한데도 일반인들은 매스컴에
소개되는 몇 가지 정보만 가지고 자신의 체질이 무엇이라고 쉽게

O2
신경이 예민하고
소화가 잘 안되면
수음체질,
수양체질(소음인)?

55

단정지어버리는 경향이 있다. 이는 위험천만한 생각이라 아니할 수 없다. 팔체질 감별법이 아니고서는 환자 한 사람을 평생 동안 관찰하여도 체질을 확정짓기가 쉽지 않다는 것은 자명한 이치이다.

일반인들뿐만 아니라 의료인들도 체질 감별에 많은 혼란을 가지는데 대표적인 것이 수음체질과 수양체질에 관해서다. 수음체질과 수양체질에 쓰는 약은 주로 췌장과 위장의 기능을 도와주어 소화가 잘되게 하는 역할을 한다.

그러므로 수음체질과 수양체질에 쓰는 약은 췌장과 위장의 기능이 중간이거나 약한 쪽에 속해 있는 목음체질, 금음체질, 목양체질에 사용하여도 큰 부작용 없이 식욕이 좋아지고 소화가 잘되는 효과가 나타난다. 그런 효과를 올바르게 해석하지 못하고 자의적으로 해석하여 그 사람의 체질이 수음체질이나 수양체질이라고 잘못 판별하는 경우가 많은 것이다.

수음체질과 수양체질은 생각이 많을 뿐 아니라 깊기도 하다. 그러므로 매사에 사려 깊게 생각하고 조용히 행동하며 덜렁대지 않는다. 소화가 잘되지 않는 현상은 수음체질에 많은 편이고 수양체질에서는 평소에 소화장애가 잘 나타나지 않는 경우가 많다. 땀을 내면 힘이 빠지는 체질이므로 사우나나 한증탕에서 땀을 흘리면 어지럽고 힘이 빠진다. 수음체질이나 수양체질이 소화기능이 약하다고 하여 외모적으로 야윈 것은 아니다. 비만까지는 아니지만 통통한 경우도 상당히 많다.

사상의학에서 소음인이라고 부르는 수음체질과 수양체질은 그 수가 전체 인구 중에서 생각보다 많지 않다. 각 체질의 인구 구성 비율은 지방마다 차이가 있는데 수음체질과 수양체질의 경우 호남

지방과 경기지방에 조금 많은 편이고 그 외의 지방에는 많지 않다. 체질에 대해 잘 모르는 사람들은 수음체질과 수양체질의 비율이 다른 체질의 비율보다 많다고 여기고 있으나 이는 잘못된 생각이다.

이제마 선생은 수음체질과 수양체질(소음인)의 비율을 전체 인구의 20% 정도로 보았다. 그러나 실제로는 그보다도 적다. 특히 해안가나 산골지방에서는 수음체질과 수양체질이 드물다. 수음체질과 수양체질은 곡창지대에서는 조금 많이 볼 수 있다.

자신이 수음체질이나 수양체질이라고 여기고 있는 많은 사람들의 체질을 찾아보면 대개는 목음체질이나 금음체질 등 다른 체질로 판명된다. 자신의 몸이 말랐다고, 아니면 자신의 성격이 얌전하고 내성적이라고, 아니면 자신이 위장병으로 고생한다고 해서 자신의 체질이 수음체질이나 수양체질이라고 잘못 생각하지는 말아야 할 것이다.

 | 해설 |

수음체질과 수양체질은 생리적 · 병리적 특징이 서로 많이 틀리다. 같은 수체질이라고 서로 비슷한 것이 아니다. 수음체질은 목양체질의 특성과 유사한 점이 제일 많고 수양체질은 금음체질의 특성과 유사한 점이 제일 많다.

3 성질이 급하면 토음체질, 토양체질(소양인)?

사상의학으로 체질을 분류하면 겪게 되는 또 하나의 실수가 있다. 그것은 성질이 급하게 보이거나 눈꼬리가 위로 치켜 올라갔거나 눈매가 매서우면 소양인(토음체질, 토양체질)으로 판단하는 것이다. 이는 전혀 맞지 않는 시각이다.

자신이 토음체질, 토양체질(소양인)이라고 생각하는 많은 사람들의 체질을 찾아보면 실제로는 토음체질, 토양체질이 아닌 경우가 더 많다. 우리가 생활하면서 성질이 급하다고 느끼는 사람들은 자신의 성질을 그대로 외부로 표출시키는 사람들인데 그런 사람들은 대부분 금음체질이 많고 기타 체질도 조금 섞여 있다. 그러므로 자신의 성질이 급하다고 해서 토음체질이나 토양체질이라고 여기는 사람들은 실제적으로 금음체질이나 다른 체질일 가능성이 많다.

금음체질은 쉽게 분노하며 화를 잘 낸다. 운전하다 길거리에서 멱살잡고 싸우는 사람, 어디가나 차례대로 순서를 기다리지 못하고 빨리 해달라고 큰소리로 항의하는 사람들이 금음체질이다. 그 사람들은 스스로 생각하기는 물론, 다른 사람이 보기에도 성질이 급한 것처럼 보인다. 그런 사람을 성질 급한 소양인으로 착각하기 쉬운 것이다.

실제로 토음체질과 토양체질의 성질이 급한 것은 사실이나 토음체질과 토양체질의 급한 성질은 남에게 드러내지 않고 남에게 피해주지 않는 성급함이다. 예를 들어 환자가 많이 대기하여 진료를 받으려면 두 시간 정도를 기다려야 하는 병원이 있다고 하자. 금음체질은 대기실에서 기다리면서 왜 빨리 해주지 않느냐고 큰소리로 항의하는 편이고 토양체질은 환자 대기실의 문을 열어보고 두 시간은 기다려야 되겠다는 생각을 하는 순간 아무 말 없이 문을 도로 닫고 나가버린다.

토양체질은 성격이 너무 급하여 도저히 두 시간을 기다릴 수 없을 뿐 아니라 급한 성격 탓에 결정도 빨라서 순간 진료를 포기하고 나가는 것이다. 그러면 사람들은 환자 대기실에서 기다리며 고함을 치는 사람의 성질은 급하다고 여기게 되고 그냥 조용히 나가는 사람의 성질은 급하다고 여기지 않게 되는 것이다. 거기에서 체질 감별의 혼선이 온다.

실제 본원에서도 다른 사람들은 조용하게 자신의 차례를 기다리는데 반해 진료를 빨리 해주지 않는다고 언성을 높이는 사람들이 있는데 그 사람들의 체질을 감별해보면 대부분 금음체질로 밝혀진다. 금음체질이 그러는 이유는 안으로 수렴되는 기보다 밖으로 발산되는 기가 강해 분노하기 쉽고 감정이 폭발하기 쉬운 체질적 특성 때문이다.

눈꼬리가 치켜 올라갔거나 눈매가 매서운 사람도 일반인들이 생각하듯 토음체질, 토양체질이 아니라 대부분 금음체질이다. 사무라이(일본 무사)의 생김새는 금음체질의 특징을 그대로 드러낸 모습인데 사람들은 토음체질, 토양체질의 모습이라고 착각하기 쉽다. 그러나 그런 외모는 금음체질의 특징적 모습이다.

토양체질의 성격이 급한 것은 사실이지만 자신의 마음 속으로만 조급하지 남에게 화를 내거나 좀처럼 성질을 폭발시키지는 않는다. 그래서 다른 사람은 그 사람의 성질이 급하다는 것을 모르는 경우가 많고 토양체질 자신만 조급한 마음을 느낄 뿐이다.

토양체질은 남에게 돈을 꿔도 하루라도 빨리 갚아버려야 마음이 편하고, 할일이 있으면 그 일을 다음이나 내일로 미루지 못하고 힘이 들더라도 빨리 해버려야 마음이 편하다. 아침에 눈을 떠서도 자리에 누워 빈둥거리거나 다시 잠을 청하여 늦잠을 자지 못하고 바로 일어나서 일이나 운동을 해야 하는 성격이다. 그리고 심성이 착하여 나쁜 일은 잘하지 못하고 자신이나 가족들보다는 남을 위하여 일하고 봉사하는 데 더 보람을 느낀다.

이제마 선생은 소양인의 비율을 30% 정도로 보았다. 토음체질, 토양체질의 분포는 지방마다 조금씩 틀린데 우리나라에서는 충청도 내륙지방에 많은 편이다. 자신의 성질이 급하다거나 눈매가 매섭다고 하여 자신이 토음체질, 토양체질일 것이라고 생각하지 말고 정확한 체질 감별로 자신의 건강을 지켜나가야 하겠다.

 | 해설 |

토음체질과 토양체질은 생리적·병리적 특징이 서로 많이 틀리다. 같은 토체질이라고 서로 비슷한 것이 아니다. 토음체질은 금양체질의 특성과 유사한 점이 제일 많고 토양체질은 목음체질의 특성과 유사한 점이 제일 많다.

뚱뚱하면
목음체질, 목양체질(태음인)?

많은 뚱뚱한 사람들이 자신이 비만하다는 단순한 이유 때문에 자신의 체질을 태음인(목음체질, 목양체질)으로 잘못 알고 있다. 그러나 이는 맞지 않은 생각이다. 뚱뚱하거나 땀을 많이 흘린다고 해서 자신의 체질이 태음인일 것이라는 생각은 체질에 대한 대표적인 오해라 할 수 있다.

비만하다고 하여 목음체질, 목양체질인 것은 절대 아니다. 체질에 대해 잘 모르는 사람들이 여태껏 비만한 사람을 목음체질, 목양체질이라고 잘못 말해왔으므로, 많은 사람들이 자신의 체질을 틀리게 알고 있고 그 결과로 자신의 건강을 해치고 있는 것이다.

뚱뚱하다고 하여 자신을 목음체질, 목양체질로 알고 있는 사람들의 체질을 확인해보면, 물론 목음체질이나 목양체질로 나오는 경우도 있지만 그보다 더 많은 사람들이 금음체질, 토양체질, 수양체질 등 다른 체질로 판별된다. 그러니 자신의 체질이 태음인이라고 생각하고 있는 비만한 사람들은 자신의 체질을 정확히 확인해볼 필요가 있다.

실제로 몸이 비만하다거나 야위었다거나 하는 것은 체질과는 별 관련이 없다. 자신의 체질이 어떤 체질이든 간에 일생을 살면서 일시적으로 비만 상태가 될 수도 있고 야윈 상태가 될 수도 있다. 그것은 그 사람이 어떤 마음가짐으로 살아가며 주위 환경은 어떤가, 어떤 음식을 주로 먹는가 그리고 운동량은 얼마나 되는가 등 여러 가지 인자에 의해 결정된다.

실제로 비만한 사람들의 체질을 찾아보면 체질에 별로 연관되지 않는다는 것을 알 수 있다. 즉 금음체질, 목양체질, 목음체질, 토양체질, 수양체질 등에서 다양하게 비만이 나온다. 물론 금양체질이나 수음체질 등에서도 얼마든지 비만은 올 수 있다.

문제는 비만인 사람들이 자신의 체질을 잘못 알고 음식이나 일상생활에서 자신에게 해로운 것을 많이 접하면 그 사람의 비만 상태는 날이 갈수록 심해지고, 나이가 들어가면서 고지혈증이나 동맥경화, 중풍(뇌졸중), 당뇨 등으로 고생하게 된다는 것이다.

자신의 체질을 정확히 알고 자신의 체질에 이로운 것과 해로운 것을 가리면 몸을 더욱 건강하게 하면서 비만을 치료할 수 있고, 또한 나이가 들어도 고지혈증이나 동맥경화, 중풍, 당뇨 같은 병들이 오지 않게 된다.

금음체질에 비만이 많은 이유는 요즘의 식생활과 관련이 있다. 금음체질은 채식을 주로 하는 식생활을 하면 아주 건강해지고 좀처럼 비만이 되지 않는다. 그러나 금음체질이 자신의 체질에 해로운 육식이나 밀가루 음식, 기름기 많은 음식을 자주 먹게 되면 몸에 여러 가지 병이 오고 비만이 되기 쉽다.

예전에 우리나라가 채식을 주로 하던 때에는 금음체질의 비만이 드물었다. 그 당시에는 잎채소가 원인이 되어 부종과 비만이 오는 목음체질과 목양체질이 뚱뚱한 경우가 많았다. 그래서 요즘도 비만하면 목음체질이나 목양체질일 것이라는 잘못된 생각을 하는 사람들이 있는 것이다. 그러나 요즘은 식생활의 서구화로 인하여 금음체질에서 비만이 흔하게 일어나고 있다.

목양체질이 육식을 주식으로 하면, 과식을 하지 않는 한 좀처럼 비만이 오지 않는다. 대신 잎채소를 주로 먹으면 잎채소가 자신의 체질 특성과 맞지 않음으로 인하여 몸 속에 나쁜 찌꺼기가 생성되고 그것이 부종으로 이어져 비만을 일으킨다. 목음체질과 목양체질이 그런 원리를 모르고 자신이 비만하다고 하여 잎채소 등 저칼로리 식품만 섭취하려고 노력하는 것은 자신의 건강을 해치고 체중도 더 늘어나는 지름길이 된다.

이제마 선생은 태음인의 비율을 50% 정도로 보았다. 그러나 실제 목음체질과 목양체질의 비율은 그보다 적은 편이다. 내륙지방과 산골지방에서는 목음체질과 목양체질의 비율이 높고 해안지방에서는 비율이 낮은 편이다.

육식과 기름진 음식을 주로 먹는 중국이나 서양에서는 목음체질과 목양체질의 비율이 상당히 높다. 그러나 생선과 채소가 주식인 일본에서는 목음체질과 목양체질의 비율이 상당히 낮은 편이다.

자신이 뚱뚱하다고 해서 목음체질이나 목양체질이라고 그대로 믿지 말고 올바르게 자신의 체질을 감별하여 그에 따라 생활함으로써 질병을 예방하고 건강을 지켜나가야 하겠다.

| 해설 |

목음체질과 목양체질은 생리적 · 병리적 특징이 서로 많이 틀리다. 같은 목체질이라고 서로 비슷한 것이 아니라 목음체질

은 토양체질의 특성과 유사한 점이 제일 많고 목양체질은 수음체질의 특성과 유사한 점이 제일 많다.

제₂파 5 금음체질, 금양체질(태양인)은
거의 없다?

　이제마 선생이 이룩한 사상체질 의학의 위대성은 뛰어나지만 체질 분류의 미흡함과 체질 감별의 불확실성 그리고 체질 감별 후의 검증 과정이 불충분한 점 등 몇 가지의 단점 때문에 체질의학의 보급과 발달에 상당한 지장을 초래했던 것이 사실이다. 그중에서도 이제마 선생의 연구가 모자랐던 대표적인 분야가 바로 금음체질과 금양체질(태양인)에 대한 분야일 것이다.

　이제마 선생은 그의 저서에서 금음체질과 금양체질의 비율을 1% 이내라고 밝혔다. 그러나 실제로 진맥을 하고 체질침과 약을 이용하여 체질을 판별해보면 금음체질과 금양체질이 상상을 초월할 정도로 많다는 것을 금방 알 수 있다. 그렇다면 이제마 선생은 왜 그런 실수를 저질렀을까? 이 부분은 체질을 연구하는 사람들의 오랜 화두였다. 그 이유는 다음과 같은 몇 가지 요인들이 복합적으로 작용하여 이제마 선생에게 그런 잘못된 판단을 하게 만들었던 것으로 추정된다.

　첫째, 과거의 우리나라와 같은 채식 위주의 사회에서는 채식이 몸에 좋은 금음체질과 금양체질이 병이 나서 의료기관을 찾는 경우는 매우 드물었고 채식이 몸에 해로운 목음체질과 목양체질이 병이 잘 나서 의료기관을 자주 찾았다. 때문에 이제마 선생에게 치료를 받은 환자들도 금음체질, 금양체질의 비율보다는 목음체질, 목양체질의 비율이 월등하게 많았을 것이다.

자신에게 치료를 받으러 오는 환자들의 체질별 숫자를 보고 각 체질의 비율을 가늠하게 되는 의료인으로서 이제마 선생은 충분히 잘못 판단할 사회적 조건과 환경이 조성되어 있었던 것이다. 그 점 때문에 이제마 선생이 목음체질과 목양체질의 비율을 실제 이상으로 높게 잡고 금음체질과 금양체질의 비율을 실제 이하로 낮게 잡은 것이 아닌가 여겨진다.

둘째, 금음체질의 체질적 특징도 한 가지 원인이 된다. 금음체질은 질병이 깊어지기 전에는 무엇이든 가리지 않고 잘 먹고 어떤 약을 쓰든지 효과가 잘 나는 편이다. 일반적으로 증치(병의 원인과 개개인의 체질에 관계없이, 나타나는 증상만 없애주는 치료법)라고 하는 치료법, 즉 체질에 관계없이 머리가 아프면 두통약을 쓰고 배탈이 나면 배탈약을 쓰는 낮은 수준의 치료를 하여도 병이 깊어지기 전에는 효과가 잘 나는 체질이 금음체질이다.

실제로 심하지 않은 질병의 경우 금음체질의 환자에게 다른 체질의 약을 쓰게 되더라도 증세만 맞으면 부작용이 나지 않고 병의 증세가 호전되는 효과가 나타난다. 이러한 금음체질의 특성 때문에 치료를 하는 의사의 입장에서는 그 환자의 질병 증세가 호전되는 것을 보고 그 사람의 체질을 금음체질이 아닌 다른 체질로 판단하기 쉽다. 그 점이 이제마 선생이 금음체질을 다른 체질로 잘못 판단하게 만든 또 한 가지의 원인이 되지 않았나 싶다.

셋째, 이제마 선생이 의료인으로 활동했던 지역의 체질 분포 비율도 어느 정도 영향을 미친 것 같다. 각 체질은 전 세계에 걸쳐서 고루 퍼져 있는 것이 사실이지만 각 나라나 지방의 특성에 따라서 어느 체질의 비율은 높고 어느 체질의 비율은 낮게 나타난다. 이제마 선생이 주로 활동했던 지역은 중국에 가까운 우리나라 북부지역이었는데 그곳은 목음체질과 목양체질의 비율이 다른 체질의 비율보다 높은 편이다. 남쪽으로 내려올수록 또한 바닷가에 가까워질수록 목음체질과 목양체질의 비율은 줄어들고 금음체질과 금양체질의 비율이 증가하는 것이다.

즉 이제마 선생은 목음체질과 목양체질이 많이 사는 지방에서 환자들을 돌봐왔기 때문에 목음체질과 목양체질의 비율을 실제보다 높이 잡고 금음체질과 금양체질의 비율을 실제보다 낮게 잡았다고 생각할 수 있다.

이러한 여러 가지 이유 중에서 어느 한 가지만 작용하여 이제마 선생이 그렇게 잘못 판단했다고 보기는 어렵다. 왜냐하면 금음체질과 금양체질의 구성비율을 너무나 터무니없이 낮게 잡아놓았기 때문이다. 실제로 체질침과 체질 감별약으로 체질을 찾아보면 금음체질과 금양체질의 비율이 최소한 25%를 넘는 것을 알 수 있다. 특히 바닷가 지역에서는 금음체질과 금양체질의 비율이 월등히 높은 편이다. 이제마 선생은 금양체질은 태양인으로 바로 판단한 듯하다. 그러나 금음체질은 모두 다른 체질로 판단했던 것 같다. 살펴본 대로 그때는 그렇게 판단할 수밖에 없는 충분한 시대적 지역적 상황이 있었던 것이다. 그러나 실제로 금음체질과 금양체질은 상상 이상으로 많다.

이쯤되면 이제마 선생이 얼마나 큰 실수를 했는지를 금방 알 수 있다. 그러나 그 시대에 이제마 선생이 그만한 업적을 이루었다는 것은 가히 기적적인 일이라 아니할 수 없다. 다만 아쉬운 것은 이제마 선생의 후학들이 이제마 선생의 수준을 뛰어넘는 연구 업적을 벌써 내놓았어야 했는데 능력이 부족해서인지 노력이 부족해서인지 여태껏 내놓지 못하고 이제마 선생이 연구해놓은 내용조차도 다 이해하지 못하고 있다는 사실이다.

이제 우리는 이제마 선생에게 부끄럽지 않을 정도의 학문적 발전을 이룩했다. 아직 완성된 완벽한 학문은 아니지만 월등히 뛰어난 학문적 기초체계를 비로소 갖추었으니 젊고 의욕 있고 능력 있는 의료인들의 많은 노력이 필요한 시기이다. 왜냐하면 팔체질의학의 정립은 체질의학의 완성이 아니라 새로운 의학의 출발점이기 때문이다.

| 해설 |

금음체질과 금양체질은 생리적·병리적 특징이 서로 많이 틀리다. 같은 금체질이라고 서로 비슷한 것이 아니라 금음체질은 수양체질의 특성과 유사한 점이 제일 많고 금양체질은 토음체질의 특성과 유사한 점이 제일 많다.

제6 체질은 바뀐다?

체질은 바뀌는가? 많은 사람들이 궁금증을 가지고 질문하는 내용이다. 대답은 '아니오'이다. 체질은 태어나면서부터 생명이 끝날 때까지 절대로 바뀌지 않는다. 흔히들 체질을 바꾸어야 한다는 말을 하는데 이는 서양의학이 들어오면서 체질이란 것에 대해 잘 모르고 여기저기 아무렇게나 체질이라는 용어를 사용했기 때문이다. 우리의 몸은 상태에 따라 산성이나 알칼리성으로 바뀌는데 거기에도 체질이란 말을 함부로 사용하고, 비만인 경우나 알러지 현상이 있는 경우에도 체질이란 말을 남용하고 있는 실정이다.

체질이란 용어를 그렇게 잘못 사용한 결과로 우리는 살아가면서 체질이 마치 바뀌는 것처럼 착각하게 되었다. 체질이란 그 사람의 생명현상이 출현하고 유지되는 생명 에너지의 기본적인 구성체계를 말한다. 그러므로 한 생명이 태동되는 순간 그 생명현상을 출현시키고 유지시키는 생명 에너지의 체계가 결정되는 것이며 그 생명 에너지의 구성체계가 바뀐다는 것은 그 생명의 소멸, 즉 죽음을 의미하는 것이다. 그 말은 사람의 체질은 죽어서야 바뀔 수 있다,

즉 불가능하다는 말이다.

비염이나 피부염, 천식 등의 알러지 질환이 있을 때에 우리는 흔히 알러지 체질이라는 이야기를 한다. 이는 잘못된 용어지만 많은 사람들이 사용하다보니 그대로 통용되고 있다. 이해하기 어려울지 모르겠지만 엄격히 말해서 알러지 체질이란 없다. 우리가 알러지라고 부르는 현상은 자신의 체질에 해로운 음식성분들을 체내에 흡수하지 않고 몸 밖으로 밀어내거나 해독하는 과정에서 나타나는 피부표면의 반응일 뿐이다.

그 말은 어느 누구나 자신의 체질에 해로운 것을 많이 섭취하면 알러지 현상이 나타날 수 있다는 것과 어느 누구나 자신의 체질에 이로운 것만 섭취하고 해로운 것을 멀리하면 알러지 현상이 나타나지 않는다는 것을 뜻한다.

즉 알러지 체질이라고 따로 불려지는 체질은 존재하지 않으며 자신의 체질에 맞지 않는 생활을 하면 누구나 알러지 현상을 일으킬 수 있다는 말이다.

알러지 현상은 해로운 성분을 몸 밖으로 밀어내거나 해독하는 과정에서 나타나는 현상이므로 자신의 체질에 해로운 성분을 밀어내거나 해독하는 힘이 강한 어린이나 청소년기에 많이 나타난다. 나이가 들어갈수록 자신의 체질에 해로운 성분을 밀어내거나 해독하는 힘이 약해지므로 나이 많은 사람에게는 알러지 현상이 드문 것이다. 아토피 피부염, 알러지 피부염, 알러시 비염, 알러지 천식 등은 모두가 그런 이유 때문에 생기는 질병들이다.

이러한 알러지 질환이 있을 때에 알러지를 치료한다는 것은 체질을 바꾸는 것이 아니라 알러지를 일으키는 원인물질(각 체질에 맞지 않는 물질)의 체내 유입을 막아야 하고 이왕 몸 안에 들어온 물질은 빨리 해독시켜 내보내야 한다. 그래야만 알러지 현상도 없어지고 건강도 좋아지는 결과가 온다. 체질을 바꾸어 알러지를 치료한다는 것은 거짓인데 이 치료는 자신의 체질에 맞지 않아 알러지 현상을 일으키는 원인물질을 밀어내거나 해독하는 우리 몸의 힘을 무력화시켜서 알러지 현상만 없애는 것이다. 이렇게 될 때에 눈에 보이는 알러지 현상은 없어지지만 자신의 체질에 해로운 성분의 흡수를 거부하는 힘이 없어져서 자신의 몸 속에 해로운 물질들이 쌓이게 되고 결국에는 알러지 현상보다 더 깊고 큰 질병이 생기게 된다.

이는 알러지 피부염이나 아토피 피부염이 나아지면서 알러지 비염이 되고 알러지 비염이 나아지면서 알러지 천식이 되고 알러지 천식이 나아지면서 동맥경화나 고혈압, 당뇨나 중풍이 오는 이유가 된다. 즉 병이 가벼운 표병(表病 : 피부 표면의 병)에서 심각한 리병(裏病 : 인체 내부의 심각한 병)으로 이행하는 것이다.

서양의학에서 알러지를 치료하는 방법 중 감감작요법(減感作療法)이란 것이 있다. 이는 우리의 몸에 선천적으로 주어진 자기 보호 능력, 즉 자신의 몸에 해로운 성분을 밀어내거나 해독하는 능력을 무력화시키는 대표적인 방법이다. 감감작요법(減感作療法)으로 치료를 받으면 알러지 현상은 나타나지 않더라도 머지않아 그보다 더 크고 깊은 질병이 발생할 것이니 감감작요법(減感作療法)으로 알러지가 치료되었다고 좋아할 것은 못된다.

체질은 바뀌지 않는다. 사람들이 체질이 바뀐다고 하는 것은 다만 그 체질의 근본 속성은 변하지 않고 표면적으로 나타나는 현상만 바뀌는 것을 말한다.

제2부 7 O-링 테스트로 체질이 감별된다?

체질을 감별하기란 무척 어려운 일이다. 옛날에는 한 사람의 체질을 감별하는 데 몇 년씩 보내고도 감별을 못하는 경우가 많았으며 평생 체질을 찾지 못하는 경우도 있었다.

사상의학의 창시자 이제마 선생은 체질이 잘 감별되지 않으면 그 환자를 자신의 집에 묵게 하고 행동거지를 계속 관찰했으며 느닷없이 환자의 뺨을 때려보고 그 사람이 어떤 반응을 보이나 관찰하여 체질 판별에 힌트를 얻었다는 일화도 있다. 물론 이제마 선생 시절에는 지금처럼 진맥으로 체질을 판별해내는 체질진맥법이 없었으며 체질침으로 체질을 찾아내는 방법도 없었다. 그러므로 체질을 찾아내기가 여간 어려운 일이 아니었을 것이다.

지금은 체질진맥법과 체질침법이 개발되어 체질을 판별하는 데 큰 도움이 되고 있다. 그렇지만 진맥으로 체질을 씬별할 수 있는 능력은 그냥 얻어지는 것이 아니고 어느 정도 맥에 대해서 알고 있는 사람이 몇 년간의 수련을 거쳐야 가능한 일이고 또한 체질을 확인하기 위한 체질침법을 자유자재로 구사하려면 오랜 연구가 필요하다. 그러므로 예전과는 달리 체질진맥법과 체질침법이 개발되어 환자들의 체질을 찾는 데 결정적인 도움을 주고 있는 것은 사실이지만 그래도 일반인들이 자신의 체질을 찾는 데는 많은 어려움이 있다. 체질진맥법이나 체질침법을 익히는 것은 쉬운 일이 아니므로 일부에서는 다른 방법으로 쉽게 체질을 찾을 수 있는 방법을 강구했다. 그래서 여러 가지 방법들이 대두되었는데 O-링 테스트도 그중 하나이다.

O-링 테스트란 환자의 한 손에 생체 에너지에 영향을 주는 물질(주로 음식이나 약재)을 쥐게 하고 다른 손의 손가락으로 둥글게 원을 만들도록 한 다음, 검사자가 둥글게 만든 원의 가운데에 손가락을 넣어 벌려서 그 힘의 세기를 비교하는 것이다. 이때 환자는 여러 가지 식품이나 약재를 돌아가면서 쥐다가, 어떤 것을 쥐었을 때 O-링을 만든 손가락의 힘이 세어지나 약해지나를 비교해서 체질을 찾는다. 이러한 O-링 테스트는 그 간편함으로 인해 여러 곳에서 체질 감별법으로 행해졌지만 유감스럽게도 O-링 테스트의 결과는 체질을 판단하는 데 별 도움이 되지 못했다. O-링 테스트의 결과와 그 사람의 체질이 일치하지 않는 경우가 많았기 때문이다.

본원에서도 O-링 테스트로 사람의 체질이 판별되는지를 오랫동안 연구했는데, 수천 명의 환자를 대상으로 한 실험을 통하여 얻은 결론은 O-링 테스트로는 사람의 체질을 정확히 찾을 수 없다는 것이었다. 그러나 그런 실험을 통하여 알게 된 몇 가지 재미있는 사실도 있다. 그것은 다음과 같다.

첫째, O-링 테스트의 유의성을 높이려면 환자는 겉옷은 물론 내의까지 벗고 테스트를 실시해야 한다. 왜냐하면 환자가 어떤 색깔의 옷을 입고 테스트를 하느냐에 따라 결과가 달라지기 때문이다. 팬티나 브래지어의 색깔에 따라 결과가 다르게 나오며 심지어는 양말의 무늬나 색깔에 따라서도 결과가 다르게 나온다. 이는 각각의 색채가 지니고 있는 고유의 파장이 생체 에너지 장에 영향을 미치기 때문인데 그 영향을 받지 않으려면 옷을 벗고 테스트를 실시하는 방법밖에 없다. 그러나 실오라기 하나 걸치지 않고 테스트를 하기는 현실적으로 불가능한 일이다. 그래서 본원에서는 옷을 모두 벗고 그 위에 가운을 걸치는 방법으로 테스트를 실시했다. 그러나 푸른색이나 분홍색 등 가운의 색깔에 따라서도 테스트 결과는 다르게 나왔다. 색깔에 대한 오랜 연구 끝에 회색으로 만든 가운을 걸치고 테스트를 하니 그 중 제일 유의성 있는 결과가 나왔다. 물론 신고 있는 신발도 영향을 주므로 환자는 회색으로 된 깔판 위에 맨발로 서서 테스트를 시행해야 한다.

둘째, O-링 테스트를 하기 전에 몸에 부착하고 있는 모든 장신구, 즉 시계, 반지, 목걸이, 귀걸이, 팔찌, 머리핀 등 각종 귀금속을 제거해야 한다. 이러한 장신구나 금속, 귀금속 종류는 생체 에너지 장에 직접 영향을 끼쳐 부착 전과 부착 후의 결과가 틀리게 나오므로 테스트를 하기 전에 미리 몸에서 제거해야 한다. 문제가 되는 것은 제거할 수 없는 금속, 귀금속 종류인데 금니 등의 치아와 허리, 고관절, 무릎 등에 삽입된 각종 보조기나 인공 관절, 골절을 치료하기 위해 뼛속에 삽입되는 금속 종류, 몸에 삽입된 금침 등이다. 그런 것들은 제거할 수 있는 것이 아니므로 몸 속에 그런 물질이 들어가 있으면 그 환자의 O-링 테스트 결과는 실제와 다르게 나와 믿을 수 없어진다.

셋째, 환자의 근육 피로도 역시 문제가 된다. 처음 O-링을 만들어 힘을 주는 것은 힘이 강하게 마련이고 나중으로 갈수록 힘이 약해지게 마련이다. 그러므로 이러한 환자의 근육 피로도를 감안하여 음식물이나 약재를 손에 쥐는 순서의 선후를 여러 번 바꾸어서 비교해야 한다.

넷째, 테스트를 시행하는 사람의 체질이나 그날의 건강상태 그리고 세부적인 테스트 시행방법에 따라서도 결과가 달라진다. 즉 환자의 생체 에너지 장은 테스트를 시행하는 사람의 체질에 따라 변화를 일으켜 어느 체질의 시행자가 테스트를 시행하는가에 따라서 결과가 달라진다. 그리고 테스트를 시행하는 사람의 그날의 건강상태에 따라서도 에너지 장이 달라지므로 결과가 달라진다. 그런 오차를 줄이기 위해서는 여러 체질의 테스트 시행자가 동시에 시행하는 것이 좋으며 또한 하루가 아닌 수일 간에 걸쳐서 시행하여 비교해보는 것이 좋다.

다섯째, 검사자가 환자가 만든 O-링 내에 손가락을 넣었을 때 손가락의 미세한 위치 변화에 따라서도 테스트 결과가 다르게 나온다. 이러한 오차를 줄이기 위해서는 한 번 자리 잡은 손가락을 빼내지 말고 계속 그 자리, 그 상태에서 힘의 세기를 비교 측정해야 한다. 그러기 위해서는 테스트에 사용하는 여러 가지 음식물이나 약재를 환자의 바로 옆에 가져다 놓고 환자 스스로 그것들을 돌려가며 쥐어야 하며, 검사자는 한 번 자리잡은 손가락의 위치를 이동시키지 말고 반응을 테스트해 보아야 한다.

여섯째, 환자나 검사자의 주위에 생체 에너지 장에 영향을 미치는 물질이 있으면 테스트 결과가 틀리게 나온다. 즉 휴대폰, 컴퓨터, 자성을 띤 물질, 여러 가지 가전제품 가까이에서 테스트를 시행하면 올바른 결과를 얻을 수 없다.

정확한 O-링 테스트의 결과를 얻으려면 위의 조건들을 모두 충족시켜야 한다. 그러나 위의 조건을 충분히 충족시켜서 O-링 테스트를 완벽히 시행해도 환자의 체질을 정확히 찾을 확률은 약 50% 정도밖에 되지 않는다. 완벽하게 테스트를 하여도 무려 절반 이상이 O-링 테스트의 결과와 자신의 체질이 틀리게 나오는 것이다. 본원에는 이러한 O-링 테스트에 관한 자료가 수천 건이나 있다. 결과가 이러한데도 시중에서는 무자격자들이 체질을 감별한다고 주먹구구식 O-링 테스트를 하여 즉석에서 환자의 체질을 알려주는 일이 많다. 체질에 대한 지식이 없는 선량한 사람들이 이런 방법으로 체질을 판별받고 자신의 체질을 잘못 앎으로 해서 많은 피해를 보고 있으니 안타까운 일이 아닐 수 없다.

O-링 테스트로는 체질 감별이 잘되지 않는다. 식품이나 약재를 이용한 감별법 외에도 이와 유사한 금반지와 은반지를 이용한 방법, 금추를 이용해 회전성을 보고 감별하는 방법 등이 있지만 모두 체질을 감별할 수 없기는 마찬가지다. 머지않아 사람의 체질을 감별하고 또 사람의 생체 에너지 장을 분석할 수 있는 기계가 나오겠지만 그 전까지는 체질진맥법으로 체질의 가능성을 파악한 다음 체질침으로 그 체질이 맞는지 틀리는지를 확인하는 것이 제일 정확하고 빠른 방법이다. 이러한 방법으로 체질을 확인하는 데는 약

3일에서 일주일 정도의 기간이 필요하다.

아무리 체질진맥법에 자신이 있는 사람이라도 첫날 한번의 진맥으로 체질을 정확히 맞출 확률은 70%를 넘지 못한다. 그 이유는 맥에 그 사람의 체질적 특성이 파동의 형태로 완벽하게 실려나오지 않기 때문이다. 즉 맥에 체질적 특성파동이 나타나지 않거나 모호하게 나타나는 사람이 있기 때문이다. 체질의 중요성을 아는 의료인이라면 첫날 진맥의 결과만으로 체질을 알려주지는 않는다. 확신이 설 때까지 신중히 체질치료의 반응을 검토하고 가능한 한 완벽을 기하기 위하여 노력하는 모습이 진정한 의료인의 모습이다. 그만큼 체질이란 것이 중요하기 때문에 조금이라도 틀릴 가능성이 있으면 섣불리 속단하지 말아야 한다. 그런 과정을 거치지 않은 경우는 그만큼 위험 부담이 많고 틀릴 확률이 높다. 환자는 체질의 확정을 재촉하지 말아야하며 의료인은 환자의 재촉에 못 이겨 정확하지도 않은 추정체질을 말해 환자가 혹시라도 자신의 체질을 잘못 알게 되는 경우를 피해야 한다.

체질에 대해서 잘 모르는 사람들은, 척 보면 사람의 체질을 바로 알 수 있어야지 왜 그렇게 시일이 많이 걸리느냐며 불만을 나타내지만 예전에는 평생을 걸려도 찾아내지 못했던 사람의 체질을 3일 내지 일주일 만에 찾아낼 수 있게 된 것은 기적에 가까운 일이다. 현재로서는 그것이 인간이 할 수 있는 최고, 최선의 방법이다. 그 이상의 능력은 언젠가는 개발될 생체 에너지 장 분석 기계에 맡겨야 할 것이다.

 | 해설 |

체질은 추정체질, 예정체질, 확정체질의 단계를 거쳐 확

정된다. 추정체질이란 진맥법과 체질 감별 설문지를 통하여 어느 체질의 가능성이 많다는 것을 추정하는 단계의 체질이다. 예정체질이란 며칠간의 체질침과 체질 감별약의 반응을 보고 추정한 체질이 맞나 맞지 않나를 살펴본 후에 결정하는 체질이다. 확정체질이란 최소한 한 달 이상 같은 체질로 치료를 계속하여 치료 반응이 확실하거나 아니면 두세 가지 질병을 같은 체질로 치료를 해보아 치료의 효과가 다같이 좋은 방향으로 나타날 때 확정짓는 체질이다. 보통은 환자의 편리를 위하여 예정체질의 단계에서 체질을 알려준다. 그렇지만 예정체질이란 95% 이상의 확률로 맞는 체질이지 100%는 아니기 때문에 혹시라도 자신의 체질대로 생활을 해보고 나서 건강이 나빠지는 경향이 있으면 재차 자신의 체질을 확인해보는 것이 좋다.

30년 이상을 진맥으로 체질을 감별한 의료인도 수일이나 수개월 치료를 해보고 다른 체질로 수정하는 경우가 자주 일어나고 있을 정도로 100% 정확한 체질 감별은 어렵다. 때문에 어떤 기계장치를 이용하여 체질을 정확히 찾을 수 있는 방법을 여러 각도에서 모색하고 있다.

현재의 과학수준으로는 생체 에너지 장을 분석할 수 있는 기계를 만들기가 어렵다. 그리고 모든 의료인들이 체질 진맥법에 통달하기를 바라는 것도 사실상 불가능할 뿐만 아니라 통달이 되더라도 인간의 감각적 한계상 완벽할 수는 없다. 그래서 많은 연구가들이 기존에 있는 여러 의료기계를 이용하여 오차 없이 체질을 찾을 수 있는 방법을 모색하고 있다. 곧 가시적인 연구 성과가 나오기를 기대한다.

제2장 8 혈액형에 따라
체질이 나누어진다?

　서점에 나와 있는 건강 관련 서적들을 보면 물론 건강에 도움이 되는 알찬 정보들을 많이 담고 있는 책도 있지만 그렇지 않은 것도 많이 있다. 문제는 전문가가 아닌 일반인들은 그런 좋은 정보와 나쁜 정보를 가릴 수 있는 능력이 없으므로 나쁜 정보를 그대로 믿고 따르다가 피해를 입기 쉽다는 것이다. 때문에 나쁜 정보의 홍수는 심각한 문제가 아닐 수 없다.

　체질에 관련된 서적 중에도 그런 나쁜 정보를 담고 있는 책들이 많이 있는데 혈액형에 따라 체질을 구분한다는 것도 잘못된 정보를 담고 있는 대표적인 경우에 속한다. 한마디로 말해서 체질과 혈액형과는 아무런 관련이 없다. 혈액형은 체질과는 전혀 무관하며 한 가지 체질에서 모든 혈액형이 다 나올 수 있고 한 가지 혈액형에서도 모든 체질이 다 나올 수 있다. A, B, O 식 혈액형이든 Rh 식 혈액형이든 관계없이 그렇다.

　그런데 체질에 대하여 잘 모르는 사람들이 환자들을 현혹시킬 목적으로 혈액형에 따라 체질이 나누어진다는 잘못된 주장을 하고 있다. 본원에서도 자신의 혈액형이 무슨 형이므로 자신은 무슨 체질이라고 주장하는 환자들을 가끔 만나볼 수 있다.

물론 그런 환자들의 체질을 찾아보면 대부분 그 환자들이 주장하는 자신의 체질과는 전혀 다른 체질로 판별된다. 그런 체질 감별 결과를 받은 환자들은 자신의 생각과는 전혀 다르게 나오는 체질 판별에 당혹해하고 심지어는 불신까지 한다.

환자들이나 일반인들이 이렇게 잘못된 정보에 현혹되고 정확한 체질 감별을 불신하는 이유는 여태까지 체질에 대한 올바른 정보가 일반인들에게 제대로 제공되지 않았던 것도 한 가지 이유가 되며 또한 뜻있는 의료인들이 그런 잘못된 지식과 정보를 비판하고 바로잡는 일에 노력이 부족했던 것도 또 하나의 이유가 된다.

진맥을 하고 체질침을 놓아서 체질을 찾는 방법이 워낙 어려우므로 혈액형이나 외모를 보고 체질을 찾거나 태어난 생년, 월, 일, 시를 보고 체질을 찾는 등 여러 방법들이 소개되어 있다. 그러나 이런 방법들로는 정확한 체질을 찾을 수가 없다.

외모로 체질을 찾는 방법은 체질에 대한 연구를 깊이 한 사람이라면 어느 정도 가능한 일이다. 그렇지만 어느 정도의 경지에 이르지 않은 사람이 외모로 체질을 찾는다면 십중팔구 체질을 잘못 판별하게 된다. 신경이 예민하고 소화가 잘 안된다고 소음인, 성질이 급하다고 소양인, 뚱뚱하다고 태음인 하는 식이 대표적으로 잘못된 방법임은 앞에서 설명했다.

생년, 월, 일, 시를 보고 체질을 찾는 방법노 문제가 많다. 원래 생년, 월, 일, 시를 보는 것은 자신이 태어날 때의 우주의 기운을 보는 방법인데 그것이 중요한 이유는 수정란일 때부터 자신의 체질이 결정되므로 그런 자신의 체질에 따라 우주의 기와 동조하여 세상에 태어나는 때가 서로 틀리기 때문이다.

그러므로 생년, 월, 일, 시를 정확히 파악하여 그 사람의 체질과 운세를 본다는 것은 분명 참고가 될 만한 사항이나 문제는 우리가 생년, 월, 일, 시를 제대로 파악하지 못하고 또한 제대로 파악했다 하더라도 그것을 해석하는 능력이 부족하여 잘못 해석한다는 데 있다.

그 중에서도 문제가 되는 것 하나는 시(時)를 틀리게 보는 것인데 시는 원칙적으로 우주의 기운을 보는 것이니, 예를 들어 정오라면 자신이 위치한 곳에서 해가 하늘 정 중앙에 위치하는 때를 말한다.

그러므로 서울의 정오는 부산의 정오와는 틀린 시각이다. 지금 우리가 쓰는 시간은 대단히 불합리하게도 도쿄[東京] 표준시이므로 해가 우리 하늘의 정 중앙에 위치하는 때가 아닌 도쿄 하늘의 정 중앙에 위치한 때의 시간을 빌려 사용하고 있는 셈이다.

그러므로 자신이 몇시에 태어났다고 하여 그에 따라 계산과 해석을 하면 전혀 다른 결과가 나오는 것이다. 이것은 시가 틀리다는 것뿐만 아니라 달이 바뀔 때면 달도 틀려질 수 있고 해가 바뀔 때면 해도 틀려질 수가 있는 것이다. 또 시를 올바르게 알아내었다 하더라도 현재의 역학수준으로는 생년, 월, 일, 시에 따라 그 사람의 체질과 운세를 정화히 파악하기는 역부족이다.

그러나 역학이 좀더 치밀하게 발달한다면 그것도 불가능한 일은 아니라고 본다.

혈액형에 따라 체질을 감별한다는 것은 거짓이다. 그러므로 일반인들은 그런 말에 속지 말아야 한다.

외모를 보고 또는 생년, 월, 일, 시를 보고 체질을 감별하는 방법은 어지간한 경지에 도달한 사람이 행하면 참고할 만한 가치는 있다. 그러나 그런 방법은 어디까지나 참고 사항일 뿐 체질의 최종

판별은 체질진맥법과 체질침법에 의해서 이루어진다는 것을 명심
하자.

9 알러지 치료는
체질을 바꾸어야 한다?

흔히 알러지 비염이나 알러지 피부염, 아토피 피부염, 알러지 천식 등의 질환을 앓고 있는 사람들은 체질에 대해 많은 관심을 가지고 있다. 그런 알러지 질환은 병원에서 치료를 해도 잘 낫지 않을 뿐만 아니라 의사들 역시 체질이 원인이라는 이야기를 많이 하기 때문이다.

그래서 환자든 의료인이든 체질을 바꾸어야 병이 낫는다는 말을 많이 하고 있다. 그러나 체질을 바꾸어야 병이 낫는다는 말은 사실은 있을 수 없는 말이다. 왜냐하면 하늘로부터 한번 부여받은 체질은 생명이 끝나지 않는 한 평생 바뀌지 않는 것이기 때문이다.

체질이란 그 사람의 생명현상이 출현하고 유지되는 생명 에너지의 기본적인 구성체계를 말한다. 그러므로 자신의 생명현상이 지속되는 한 자신의 생명 에너지의 기본적인 구성체계는 바뀔 수가 없으므로 체질은 바뀌지 않는 것이다. 그러면 알러지 질환에서 체질을 바꾸어야 치료가 된다는 것은 무엇을 말하는 것일까? 그것은 사람들이 체질이란 개념을 모르고 사용하기 때문에 생겨난 잘못된 말이다.

우선 알러지 질환이 생기고 치료되는 과정부터 살펴보자. 알러지 질환은 자신의 체질에 맞지 않는 음식이나 생활환경을 많이 접하고 난 후 자신의 몸에 들어온 체질에 맞지 않는 물질들을 몸 밖으로 밀어내고 해독하는 과정에서 일어나는 피부 표면이나 점막의 병변을 말한다.

이러한 알러지 질환은 몸의 제일 외부, 즉 피부로부터 생겨나게 되어 있고 차츰 세월이 지나면서 코의 점막 그리고 기관지 점막 등으로 옮겨간다. 그러나 그 이후로는 위장이나 대장의 점막부로 가게 되고, 결국에는 혈관이나 내부 장기로 가게 된다. 이것을 병의 진행경로로 나타내면 병이 인체 외부, 표면부(피부)에서 호흡기 조직이나 장기의 표면부(코 점막, 기관지 점막 등)로 이동하고 다시 내부 장기의 표면부(위 점막, 장 점막 등)로 이동하여 결국 내부 기관이나 장기의 속(오장육부나 혈관 등)까지 옮겨가는 것이다.

이것을 질병으로 나타내면 어릴 때 알러지 피부염이나 아토피 피부염을 앓고 조금 자라면 알러지 비염을 앓고 또 조금 자라면 알러지 천식을 앓고 자라서 어른이 되면 위장병이나 대장병으로 고생하다가 나이가 들수록 간염, 심장질환, 당뇨, 신장염, 동맥경화, 고혈압, 중풍, 암 등으로 가는 것을 말한다. 한의학적으로는 이것을 가벼운 표병(겉병)에서 심한 리병(속병)으로 변화하고 깊어지는 과정이라고 해석한다.

이러한 질병의 진행과정에서 우리는 피부나 코의 점막, 기관지 점막 등 극히 일부분에서 일어나는 현상만을 알러지라고 이야기하고 있다. 그러나 이는 아직까지 인류가 질병을 이해하는 지식이 부족하여 그렇게 이름 붙인 것뿐이다.

사실 우리가 알고 있는 대부분의 질환을 알러지 질환이라고 해석할 수도 있고, 또 알러지 질환이라고 알려진 것도 알러지 질환이 아니라고 해석할 수도 있다. 엄격히 말해서 알러지 체질이란 것은 없으며 알러지 질환이란 것도 없다.

대부분의 질병은 자신의 체질에 맞지 않는 것을 많이 접함으로써 생겨난 결과이고 우리가 알러지 현상이라고 부르는 것도 그런 체질에 맞지 않는 것을 해독하고 몸 밖으로 밀어내는 한 과정일 뿐이다. 알러지와는 전혀 관계가 없는 것처럼 느껴지는 동맥경화나 중풍, 암 등도 사실은 그 깊은 뿌리에 우리가 알고 있는 알러지 현상이 내재되어 있으므로 직 간접적으로 관련이 있는 것이다.

쉬운 예로 우리가 흔히 체했다고 이야기하는 위염이라는 질환도 체질에 맞지 않는 음식의 영향으로 인해 위장 점막에 나타나는 일종의 알러지 염증 반응이라고 해석하면 제일 정확한 해석이 된다.

이러한 알러지 현상이라고 알려진 질환을 치료하는 방법으로는 크게 두 가지가 있다. 하나는 순방향의 방법, 즉 자신의 체질에 맞지 않는 음식물의 섭취를 금하고 이미 몸 속에 들어와 있는 그런 물질들은 치료로써 해독과정을 거쳐 없애는 것이다. 그런 치료법은 완벽한 치료법이 되며 그 환자는 알러지가 치료될 뿐 아니라 앞으로의 건강도 아주 좋은 상태가 된다.

그렇지만 해로운 음식물에 대한 섭취거부 능력이 증가하므로 자신의 체질에 해로운 음식을 접했을 때는 예전보다 더 강하게 거부하는 신체반응(오심, 복통, 설사, 구토 등)이 오게 된다.

또 하나는 역방향의 치료법, 즉 자신의 체질에 맞지 않는 음식물을 섭취했을 때 자신의 몸에서 그런 물질에 대항하여 섭취를 거부하려는 능력을 없애버리는 것이다. 자신의 체질에 맞지 않는 물질에 대한 거부반응을 소멸시켜버리면 흔히 말하는 알러지 현상은 일어나지 않게 된다.

그러나 이는 표면적으로만 알러지가 치료된 것처럼 보일 뿐, 사실은 자신의 체질에 해로운 음식 성분들이 거부되지 않고 몸의 깊은 곳에 그대로 쌓여 동맥경화나 협심증 등의 심장질환, 고혈압, 중풍, 간장질환, 당뇨, 암 등의 병을 쉽게 일어나게 한다.

현재 각 의료기관에서 행하는 대부분의 치료법이 이러한 표면적인 치료법이다. 이러한 치료법은 가벼운 알러지 질환을 치료하기 위해 질병의 형태를 변화시킴으로써 더 큰 병이 나게 하는 좋지 않은 치료법인데도 많은 사람들이 우선 외부적으로 눈에 보이는 알러지 질환의 상태가 좋아지므로 그냥 무심결에 따르고 있는 치료법이다.

당장 눈에 보이는 가벼운 알러지 질환을 치료하기 위해 나중에 자신이 중풍에 걸리든 동맥경화에 걸리든 암에 걸리든 아무런 관계없이 표면 치료만 하고 있으니 우려할 만한 일이 아닐 수 없다.

정확히 체질을 감별하여 치료를 하면 알러지 현상은 사라진다. 그런 올바른 치료 과정은 자신의 체질에 해로운 음식 성분에 대한 섭취 거부 능력을 증가시킨다. 그래서 예전에는 체질에 맞지 않는 음식을 먹어도 아무렇지도 않았는데 치료 후에는 몸에서 예민하게 반응하고 거부하여 바로 설사를 하든지 토하게 된다. 체질에 맞지 않는 음식 성분에 대한 거부 능력이 생기게 되면 그 사람은 건강하지 않을래야 건강하지 않을 수가 없다.

체질을 바꾸어야 한다며 시행하는 요즘의 알러지 치료 방법들은 우선 표면적으로 나타나는 알러지 반응을 없애주는 치료법일 뿐이지 자신을 건강하게 만들어주는 치료법은 결코 아니다. 감감작요법(減感作療法)이나 몇 십, 몇 백 가지의 알러지 반응 테스트를 거쳐서 시행하는 치료법도 모두 그러하다. 그런 치료법은 일시적인 치료효과를 얻을 수는 있으나 전체적으로는 오히려 일평생의 건강을 해치는 결과를 초래할 가능성이 많다. 그러므로 신중한 치료 방법의 선택이 요구된다 하겠다.

나이 든 사람들은 알러지 질환이 드문 대신 당뇨나 암, 중풍 등의 질환이 많고 자라나는 어린이들은 당뇨나 암, 중풍 등의 질환이 드문 대신 여러 알러지 질환이 많다. 그 이유는 어린이들은 가지고 있는 생명 에너지가 왕성하여 자신의 체질에 해로운 것들을 밀어내거나 해독하는 힘이 강하기 때문이다.

어린이가 가지고 있는 그런 능력을 나이 든 어른이 가질 수 있다면 그 사람은 건강해질 수 있을 것이다.

10 많이 먹고 좋아하는 음식이 자신의 체질 음식이다?

환자들에게 자신들의 체질을 찾아주면 많이 듣게 되는 소리가 있다.

"어! 내 몸에 좋은 음식은 전부 내가 싫어하는 음식이고 내 몸에 나쁜 음식은 전부 내가 좋아하는 음식이네!" 또는 "어! 내 몸에 좋은 음식은 내가 평소에 좋아하는 음식이고 내 몸에 나쁜 음식은 내가 평소에 싫어하는 음식이네!" 하는 말들이다.

전자의 경우는 질병이 많고 심각한 상태인 경우가 대부분이다. 그리고 후자의 경우는 자신의 체질이 궁금하여 내원 했지만 큰 질병이 없는 경우가 많다. 이렇게 우리는 평소 어떤 식생활을 해왔느냐에 따라서 현재의 건강 상태가 결정되는 것이다. 물론 건강이 음식 하나로만 좌우되는 것은 아니다. 음식 외에도 감정이나 주위 환경, 여러 가지 공해 물질이나 독소의 섭취, 또 하늘의 기운(천기, 우주의 기운 변화)에 따라서 건강은 좌우된다.

그렇지만 인간이 가장 조절하기 쉽고 또한 그 중요성을 인식하지 못하고 있는 것이 음식이다. 그러므로 자신의 체질적 특성에 맞게 음식만 조절하더라도 건강에 별 문제 없이 행복한 삶을 누릴 수 있다.

흔히 사람들은 자신이 좋아하며 즐겨 먹는 음식이 자신의 체질에 맞는 음식이 아니냐는 생각을 많이 가지고 있다. 그러나 전혀 그렇지 않다. 만일 그것이 사실이라면 자신의 입맛대로 먹고 싶은 것을 골라 먹는 사람들은 건강해야 하나 실제로는 그렇지 못하다. 자신이 좋아해 즐겨 먹는 음식은 자신의 체질에 맞아서가 아니라 자라면서 어릴 때에 많이 먹었던 음식이 습관화되고 그 맛에 길들여져 어른이 되어서도 같은 음식을 좋아하는 것뿐이다.

즉 어릴 때에 분유(우유)를 먹고 자란 아이는 육식이 해로운 체질이라도 분유(우유)의 맛에 길들여져서 어른이 되어서도 육식을 좋아하는 것이다. 그럴 경우 만일 그 아이가 목음체질이나 목양체질이라면 그 아이는 어른이 되어서도 건강에 큰 문제가 없겠지만 그 아이가 금음체질이나 금양체질이라면 그 아이는 자라면서, 또 어른이 되어서도 많은 질병에 시달리게 된다. 모유가 아닌 분유(우유)를 먹여서 아이를 키우면 그런 어려운 문제에 부딪히게 된다.

대체적으로 아이들은 가지고 있는 기가 왕성하여 큰 질병 없이 자란다. 그러나 요즘 한참 건강하게 자라야 할 아이들이 초등학생이 되기도 전부터 아토피 피부염, 알러지 비염, 천식, 비만, 당뇨 같은 병에 걸리는 것은 다 그런 이유 때문이다. 그리고 그렇게 분유나 우유를 먹고 자라난 금음체질과 금양체질의 아이들은 성격도 비뚤어지고 폭력적 자학적 파괴적 경향이 많아져서 개인적으로나 사회적으로 심각한 문제를 일으키기 쉽다.

요즘은 모유를 먹여서 아이를 키우자는 운동이 많이 일어나고 있다. 이는 매우 바람직한 것으로 특히 금음체질과 금양체질의 아이에게는 모유가 필수적이라 하겠다. 어떤 어머니는 아이에게 분유나 우유를 먹이지 않으면 아이가 자라지도 않고 영양실조에라도 걸리는 줄 알고 두려워한다. 우유나 분유회사에서 제품의 판매를 위해 얼마나 광고와 교육을 많이 했으면 어머니들이 그렇게까지 생각하게 되었을까? 우리나라 반만 년 역사에 분유나 우유가 들어온 지 이제 겨우 몇 십 년도 안되었는데, 잘못된 교육을 받은 요즘 어머니들은 분유(우유)가 없으면 아이를 키울 수도 없는 것으로 알고 있을 만큼 분유나 우유에 대한 의존도가 높다.

분유(우유)가 해로운 금음체질, 금양체질의 아이들은 모유를 먹이면서 채소나 곡류나 과일 등을 이용해 이유식을 만들어 먹이는 것이 좋다. 그러면 건강도 좋아질 뿐 아니라 머리도 총명해진다.

금음체질과 금양체질의 아이에게 분유나 우유를 먹여서 키우면 건강과 성격도 나빠지지만 머리도 둔해진다. 어린이의 식생활은 그 입맛을 어떻게 길들이냐에 따라 아이의 평생 식생활이 좌우되고 그에 따라 평생 건강도 좌우되므로 참으로 중요한 것이다. 그러므로 가능하면 모유를 먹여서 자신의 체질에 따른 고유의 입맛을 잃지 않도록 해주어야 하는 것이 부모의 도리일 것이다.

자신이 좋아하고 즐겨먹는 음식이 자신의 체질에 맞는 음식이라는 잘못된 생각은 버려야 한다. 물론 그렇게 하여 자신이 현재 건강하다면 그 식생활이 자신의 체질에 맞을 가능성도 있다. 그렇지만 자신이 건강하지 않다면 자신의 체질을 정확히 알고 자신의 평소 식생활을 한번 주의 깊게 살펴볼 필요가 있다.

제2부 11 외국인에게는 체질이 없다?

환자들에게서 받는 질문들 중 어떤 것은 어이없는 웃음을 자아내게 하는 것도 있다. 개인적인 질문, 예를 들면 필자나 근무하는 직원들의 체질을 심각하게 물어보는 분들도 있고 때로는 집사람과 아이들의 체질까지 짓궂게 물어보는 분들도 있다. 그런 질문 중에서 자주 듣는 것 중의 하나가 외국인에게도 체질이란 것이 있느냐는 질문이다. 외국인들이 치료받으러 오면 저 사람들에게도 체질치료를 하느냐고 묻기도 한다. 왜 이런 생각을 하게 되었을까?

사람이라면 누구나 체질이 있다. 그것은 백인종이든 황인종이든 흑인종이든 관계없이 모든 인종에게 똑같이 적용된다. 체질이란 것이 없으면 생명현상이 일어날 수 없기 때문이다. 본원에 찾아오는 외국인에게도 물론 똑같이 그 사람들의 체질을 찾아서 그 체질적 특성에 맞게 치료를 한다. 지극히 당연한 일인데도 일반인들에게는 신기하게만 느껴지나 보다.

외국인을 치료해보면 특히 백인들은 체질을 찾기가 쉽다. 그 이유는 여러 가지가 있다.

첫째, 그들은 진단과 치료행위에 대해 상당히 협조적이고 체질 감별, 진단, 치료에 필요한 질문에 아주 상세히 대답해준다. 작성한 설문지만 보고도 대강 체질을 짐작할 수 있을 정도로 꼼꼼하게 적는다. 반면 우리나라 사람들은, 다 그런 것은 아니지만 체질 감별과 진단, 치료에 필요한 정보를 얻기 위한 질문을 귀찮게 여기는 경우가 많다.

설문지를 작성하고 진맥을 하고 이것저것 도움이 될 만한 질문을 하면 '나는 여기가 아파서 왔는데 왜 전혀 엉뚱한 것만 물어보느냐'며 화를 내는 사람도 있다. 설문지도 성의 없게 건성으로 작성하는 경우가 많다. 자신의 몸을 귀하게 여기고 좋은 치료를 받기 원한다면 일부 우리나라 사람들의 이러한 태도는 바뀌어야 할 것이다.

둘째, 서구의 식생활은 단일 음식을 먹는 경우가 많기 때문에 음식에 대한 경험이 아주 뚜렷하다는 것이 백인들의 체질을 찾는 데 큰 도움이 된다. 우리나라 음식 문화의 특징은 비빔밥이라는 음식에서도 나타나듯이 고기면 고기, 생선이면 생선을 먹는 것이 아니라 쌀밥을 먹기 위한 반찬으로 이것저것 섞어 먹는 것이 특징이다. 그러므로 음식을 먹고 나서 배탈이 나거나 몸이 좋지 않아도 무슨 음식 때문에 그런 현상이 생겼는지 잘 알지 못하는 경우가 많다.

그러니 서구의 음식은 닭고기면 닭고기, 생선이면 생선, 이렇게 단일 품목을 먹는 경우가 많기 때문에 자신에게 탈이 나면 무슨 음식 때문에 그런 현상이 일어났다는 것을 비교적 쉽게 찾아내고 기억한다는 것이다. 그 점이 체질을 찾는 데 결정적인 도움을 주는 경우가 많다. 그 외의 사소

한 질문에도 그들은 최선을 다해 상세히 설명을 해준다.

그에 비해 우리나라 환자들에게 질문을 해보면 의외로 자신의 몸에 대해서 아는 것이 별로 없다는 것을 항상 느낀다. 평소에 자신의 몸을 주의 깊게 관찰하면 체질을 찾는 데 큰 도움이 될 것이다.

유럽인이든 아프리카인이든 미국인이든 관계없이 이 세상에 살아 있는 사람이라면 누구나 자신의 체질이 있다. 물론 각 나라의 지역적인 특성과 즐겨 먹는 음식, 기후, 환경 등에 따라서 어느 체질이 많고 어느 체질이 적은 차이는 있겠지만 어느 나라나 관계없이 팔체질이 고루 분포되어 있는 것은 자명한 사실이다. 우주의 이치로 볼 때에 어느 지방이나 어느 나라에 특정 체질이 많다면 다른 지방이나 다른 나라에는 그 체질은 적고 반대되는 체질이 많게 되어 있다.

그 중에서도 우리나라는 지정학적으로 목체질 문화와 금체질 문화의 충돌과 융화가 반복되는 곳에 위치해 있고 인구의 구성 비율도 목체질과 금체질과 토체질과 수체질이 고루 분포하여 사회를 구성하고 있는 특수한 상황에 있으므로 체질의학이 발달할 수밖에 없는 좋은 여건을 갖추고 있다 하겠다.

바로 그 점이 우리나라가 체질의학 분야에서 만큼은 세계 제일의 위치를 차지하고 있는 이유다.

제3부
음식에 대하여

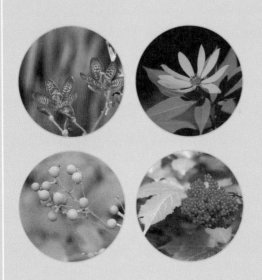

사람은 스스로 다른 동물들과는 다른 이성과 지성을 겸비한 뛰어난 고등생물체라고 여기고 있으나 일부 분야에서는 그런 평가가 무색하리만큼 이치에 맞지 않는 생각과 행동을 하고 있다. 건강에 관한 부분만 해도 '몸의 기운을 돋우는 데는 무엇이 좋더라', '어떤 병에 무엇을 먹으니 좋아지더라' 하는 이야기들을 그대로 믿고 따르는 사람들이 많은 것만 보아도 사람이 고도의 이성과 지성을 가진 영험한 존재라는 말에 의심을 품지 않을 수 없다.

아직까지 인간의 의학과 과학 수준이 그다지 발달하지 못하여 그런 현상이 일어난다고 볼 수도 있을 것이다. 머지않아 인간의 의학 수준이 더욱 발달하게 되면 그런 잘못된 생각과 행동은 없어지리라고 보지만 그 전에라도 우리는 건강에 관한 인식을 제대로 갖추어야 할 것이다.

건강은 영양가 많은 음식을 아무것이나 잘 먹는다고 지켜지는 것이 아니다. 건강은 우리의 인체를 형성하고 유지시켜 나가는 생체 에너지를 어떻게 균형 있고 조화롭게 유지시켜 나가느냐에 달려 있다. 이 말은 쉽게 이야기하여 건강이란 오장육부의 에너지로 대변되는 인체의 기의 균형과 조화를 어떻게 잘 맞추느냐에 달려 있다는 것이다.

오장육부의 기에 영향을 주는 것은 곧 우리의 건강에 영향을 주는 것이다. 그런 작용을 하는 것에는 여러 가지가 있지만, 여기서는 우리가 제일 많이 접하고 또 영향을 많이 받고 있지만 그 중요성을 미처 인식하지 못하고 있는 음식에 대해서 알아보기로 하자.

제3편

1 한약을 복용할 때는 닭고기와 돼지고기를 먹지 말아야 한다?

여러분들은 누구나 한약을 복용해본 경험이 있을 것이다. 대부분의 사람들은 한약을 복용할 때는 닭고기와 돼지고기를 먹지 말아야 하는 것으로 알고 있지만 이것은 대표적으로 잘못 알려진 한방상식이다. 왜 한약을 복용할 때 닭고기와 돼지고기를 먹으면 안된다는 잘못된 이야기가 생기게 된 것일까? 그 이유는 다음과 같다.

사람에게는 앞서 말했듯 팔체질이 있다. 금음체질, 금양체질, 목음체질, 목양체질, 수음체질, 수양체질, 토음체질, 토양체질이 그것이다. 이러한 팔체질에 따라 몸에 좋고 나쁜 음식이 서로 틀리게 되는데, 닭고기는 금음체질, 금양체질, 토음체질, 토양체질에 해롭고, 돼지고기는 금음체질, 금양체질, 수음체질, 수양체질에 해롭다. 금음, 금양, 토음, 토양체질의 경우에는 평소에도 닭고기가 해롭지만 몸이 약하거나 병이 났을 때에는 더 해롭게 작용한다.

그리고 금음, 금양, 수음, 수양체질의 경우에는 평소에도 돼지고기가 해롭지만 몸이 약하거나 병이 났을 때에는 더 해롭게 작용한다.

그러므로 닭고기와 돼지고기는 목양체질, 목음체질을 제외한 금음체질, 금양체질, 수음체질, 수양체질, 토음체질, 토양체질에 해로운 셈이 된다.

옛날 의원들은 닭고기와 돼지고기를 먹으면 건강이 나빠지고 병이 심해지는 사람이 있다는 것은 알았지만 사람의 체질을 정확히 감별할 능력이 없었으므로 누가 닭고기를 먹지 말아야 하는지 누가 돼지고기를 먹지 말아야 하는지 알 수가 없었다. 그래서 한약을 복용하는 사람들에게는 모두 닭고기와 돼지고기를 먹지 말라고 일러왔던 것이다. 그런 연유로 한약을 복용할 때는 닭고기와 돼지고기를 먹으면 안된다는 잘못된 말이 생겨나게 되었다.

요즘의 한의사들은 체질에 대한 깊이 있는 연구로 환자들의 체질을 정확히 감별하여 한약을 처방하고 그에 따라 식생활을 지도하고 있으므로 무턱대고 한약을 복용할 때에 닭고기와 돼지고기를 먹지 말라는 말을 하지는 않는다. 닭고기는 금음체질, 금양체질, 토음체질, 토양체질의 경우에 가려야 하고 돼지고기는 금음체질, 금양체질, 수음체질, 수양체질의 경우에 가려야 한다.

그러나 닭고기, 돼지고기뿐만 아니라 소고기가 해로운 체질도 있으니 금음체질, 금양체질의 경우에는 소고기도 가려야 한다. 금음체질, 금양체질을 제외한 그 외의 체질은 소고기를 먹어도 좋다.

질병을 치료하거나 허약한 몸을 튼튼하게 할 때에 목음체질, 목양체질, 수음체질, 수양체질의 경우에는 닭고기와 소고기를 먹어야만 질병의 회복이 빠르고 건강이 좋아지며 목양체질, 토음체질, 토양체질의 경우에는 돼지고기와 소고기를 먹어야만 그러하다.

그러므로 그런 체질들이 한약을 복용할 때에 닭고기와 돼지고기를 먹으면 안된다고 생각하여 멀리 하면 질병의 회복만 느리게 만드는 결과가 된다.

흔히 사람들은 '내일부터 한약을 복용할텐데 그러면 닭고기와 돼지고기를 못 먹을테니까 오늘 닭고기와 돼지고기를 실컷 먹어두자'라고 말하는 경우가 있으나 이는 참으로 맞지 않는 생각이다. 단순히 한약을 복용한다고 해서 닭고기와 돼지고기를 못 먹는 것이 아니므로 먼저 자신의 체질을 정확히 알아야 한다. 그리하여 닭고기가 좋은 체질은 한약을 복용할 때나 평소나 닭고기를 많이 먹어야 좋으며, 돼지고기가 좋은 체질 역시 늘 돼지고기를 많이 먹어야 좋은 것이다.

그리고 사람들은 한약을 복용중에 닭고기나 돼지고기를 먹었다고 그날은 한약을 복용하지 않는 경우가 있으나 이 역시 맞지 않는 생각이다. 한약을 복용할 경우에는 자기 체질에 해로운 것은 먹지 않는 것이 좋으나 불가피한 사정으로 먹게 되었을 때에는 그 해로움을 최소화하기 위하여 오히려 그날은 한약을 빠뜨리지 않고 꼭 복용하거나 아니면 두 배로 많이 복용해야 한다.

그래야만 해로운 음식을 먹어서 오는 피해를 최소화할 수 있고 질병의 치료도 중단이나 후퇴 없이 이루어질 수 있는 것이다. 자기 체질에 해로운 것을 먹었다고 한약의 복용을 중단하게 되면 해로운 음식에 의한 나쁜 영향과 한약의 복용 중단으로 오는 치료의 후퇴가 겹쳐서 아주 좋지 않은 결과가 초래된다.

닭고기와 돼지고기를 먹으면 해로운 체질들이 '한약을 먹기 전에 닭고기와 돼지고기를 실컷 먹어두자'라는 생각으로 그런 고기를 먹어 질병을 악화시키거나 '한약을 다 복용했으니 이제는 닭고기와 돼지고기를 실컷 먹자'라는 생각으로 그런 고기를 먹어 좋아

01
한약을
복용할 때는
닭고기와
돼지고기를
먹지 말아야 한다?

101

진 건강을 다시 악화시키는 그런 일들은 없어야겠다.

아울러 닭고기와 돼지고기가 좋은 체질들이 한약을 복용할 때 그런 것들을 먹지 말아야 한다며 닭고기와 돼지고기를 멀리 하게 되면 질병의 치료와 건강의 회복에 오히려 방해가 될 뿐이니 이런 일 또한 없어야겠다.

토음체질과 토양체질은 건강할 때나 병이 있을 때나 돼지고기를 많이 먹어야 몸이 좋아지며 수음체질과 수양체질은 닭고기를 많이 먹어야 몸이 좋아진다.

단, 한가지 조심할 것은 닭고기나 돼지고기나 소고기 같은 육류가 좋은 체질이라도 위장기능이 약할 때는 고기를 직접 먹는 것은 삼가고 고기의 국물(곰탕이나 갈비탕 등)을 섭취하여야 한다. 고기의 직접적인 섭취는 위장기능이 좋아지고 난 후가 좋다.

	금음	금양	목음	목양	수음	수양	토음	토양
닭고기	××	××	○○	○○	○○	○○	××	××
돼지고기	××	××	○△	○△	××	××	○○	○○

※ 기호 설명 : ○○ 아주 좋은 것, ○ 좋은 것, ○△ 좋거나 보통인 것, △ 보통인 것 (때에 따라 좋을 수도 있고, 나쁠 수도 있고), ×△ 나쁘거나 보통인 것, × 나쁜 것, ×× 아주 나쁜 것 (이하 같음).

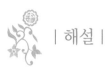

| 해설 |

1. 목음체질의 경우 일반적으로 닭고기가 무난하지만 심장에 열이 많은 경우, 피부병의 경우, 당뇨가 있는 경우, 간이나 쓸개에 병이 있는 경우 등에는 해로울 수가 있으니 주의한다.

2. 목음체질의 경우 돼지고기는 상황에 따라 많이 틀리다. 소화기능이 좋고 장에 열이 많아서 평소에 변비의 경향이 있다면 돼지고기가 무난한 편이지만 소화기가 냉하여 평소에 위와 장의 무력증이 있거나 설사가 잦다면 해로운 편이다.

3. 목양체질의 경우 일반적으로 돼지고기가 무난하지만 소화기능이 약하여 잘 체하거나 위와 장의 무력증이 있거나 설사가 잦다면 조심하여야 한다.

4. 육류가 맞는 체질이라도 간이나 담낭의 기능에 문제가 있거나 담낭 절제수술을 한 경우 등은 육류의 섭취를 금해야 한다.

5. 피부병이 있을 때는 체질을 불문하고 모든 육류의 섭취를 금하여야 한다.

01
한약을
복용할 때는
닭고기와
돼지고기를
지 말아야 한다?

103

2 닭고기와 돼지고기는 풍(風)이 있기 때문에 나이 들어서는 먹지 않는 것이 좋다?

흔히들 닭고기와 돼지고기는 중풍을 일으키는 음식이므로 젊었을 때에는 먹어도 되지만 나이가 들어서는 먹지 않는 것이 좋다고 알려져 있다. 그 말은 사실일까? 한마디로 이야기하면 그 말은 사실이 아니다. 사실이 아니라면 왜 그런 말이 생겨나게 된 것일까? 사실도 아닌 그런 말이 생긴 것에는 분명히 그럴 만한 이유가 있었을 것이다.

닭고기와 돼지고기는 다 같은 육류지만 그 성질이 서로 틀리다. 닭고기는 그 기가 온열(溫熱)하여 차가운 속을 따뜻하게 하는 성질이 있고 돼지고기는 그 기가 냉(冷)하여 열이 있는 속을 차갑게 식히는 성질이 있다. 그 말은 닭고기는 인체에 흡수되면 췌위장(膵胃腸) 계통으로 들어가 소화기 계통의 무력증과 허약증을 다스리는 효과가 있다는 것을 뜻하며 돼지고기는 인체에 흡수되면 신방광(腎肪胱) 계통으로 들어가서 비뇨생식기 계통의 무력증과 허약증을 다스리는 효과가 있다는 것을 뜻한다.

그러므로 닭고기는 선천적으로 췌위장의 기능이 약하여 속이 차가운 수음체질과 수양체질에게는 좋은 식품 겸 약이 되지만 선천적으로 췌위장의 기능이 지나치게 강하여 문제가 일어나는 토음체질과 토양체질에게는 병을 유발시키는 원인이 된다. 토음체질과 토양체질이 젊은 나이에 자기의 체질에 해로운 닭고기를 먹는다면 젊음의 왕성한 기력 때문에 큰 해로움이 안 나타나겠지만 나이가 들어서 닭고기를 먹는다면 그 해로움을 이겨낼 기력이 부족하여 중풍 같은 큰 병이 오는 경우가 자주 발생한다.

반면에 돼지고기는 선천적으로 췌위장의 기능이 지나치게 강하여 속에 열이 많은 체질인 토음체질과 토양체질에게는 좋은 식품 겸 약이 되지만 선천적으로 췌위장의 기능이 약하여 문제가 일어나는 수음체질과 수양체질에게는 병을 유발시키는 원인이 된다.

수음체질과 수양체질이 젊은 나이에 자기의 체질에 해로운 돼지고기를 먹는다면 젊음의 왕성한 기력 때문에 큰 해로움이 안 나타나겠지만 나이가 들어서 돼지고기를 먹는다면 그 해로움을 이겨낼 기력이 부족하여 중풍 같은 큰 병이 오는 경우가 자주 발생한다.

그리고 닭고기와 돼지고기는 육류의 소화흡수 능력이 떨어지는 금음체질과 금양체질에는 병을 일으키는 해로운 식품이다. 그러므로 금음체질과 금양체질이 젊은 나이에 자기 체질에 맞지 않는 닭고기와 돼지고기를 먹는다면 젊음의 왕성한 기력 때문에 큰 해로움이 안 나타나겠지만 나이가 들어서 닭고기와 돼지고기를 먹는다면 그 해로움을 이겨낼 기력이 부족하여 역시 중풍 같은 큰 병이 오는 경우가 자주 발생하게 된다.

그런 이유 때문에 닭고기와 돼지고기를 나이 들어서 먹으면 중풍이 온다는 말이 사람들 사이에 생겨나게 된 것이다. 사실은 나이가 문제가 아니고 자기 체질에 맞는지 안 맞는지가 중요한 문제인데 일반인들의 체질에 대한 지식 부족으로 그런 잘못된 말이 생겼

02
닭고기와
돼지고기는
風)이 있기 때문에
나이 들어서는
않는 것이 좋다?

105

다.

닭고기가 몸에 좋은 수음체질, 수양체질, 목음체질, 목양체질 등이 나이가 들었다고 닭고기를 먹지 않는다면 오히려 중풍에 걸릴 확률이 더 높아진다. 왜냐하면 그런 체질은 체질의 특성상 닭고기를 많이 먹어야 건강이 좋아지고 혈압과 콜레스테롤 수치도 정상을 유지하여 중풍에 좀처럼 걸리지 않게 되어 있기 때문이다.

돼지고기가 몸에 좋은 토음체질, 토양체질, 목양체질 등도 마찬가지다. 나이가 들었다고 돼지고기를 먹지 않는다면 오히려 중풍에 걸릴 확률이 더 높아진다.

실제로 한약처방 중에 닭을 넣어서 중풍을 치료하는 유명한 처방이 있는데 이 처방은 목음체질과 목양체질 그리고 수음체질과 수양체질의 중풍에 쓰면 아주 효과가 좋다. 그러나 그 처방은 그 외의 체질에 사용하면 중풍증세를 악화시키니 조심해야 한다.

중풍은 일반적으로 알고 있듯 육류를 많이 섭취해서 오는 것이 아니다. 우리나라 국민들의 채소 소비량은 세계 제일로 높다. 그리고 육류 소비량이 유럽이나 미국에 비해 아주 적은데도, 중풍 발생률이 세계 수위를 차지한다는 것은 이러한 사실을 잘 뒷받침해 주는 하나의 증거가 된다.

즉 유럽이나 미국 등에서는 육식을 주로 하는 식생활을 하지만 육류가 몸에 좋은 목음체질과 목양체질들의 인구비율이 높은 관계로 채식을 위주로 하는 우리나라보다 중풍의 발생률이 오히려 더 떨어지는 이해하기 어려운 결과가 초래되는 것이다.

'닭고기와 돼지고기는 풍이 있어서 나이 들어서는 먹지 않는 것이 좋다' 라는 말은 이처럼 잘못된 것이다. 중풍은 닭고기와 돼지고기에 있는 것이 아니라 닭고기, 돼지고기와 맞지 않는 자신의 체

질 때문에 일어나는 현상이니 먼저 자신의 정확한 체질을 알아야
할 것이다.

 | 해설 |

※ 각 체질에서 중풍을 쉽게 유발시키는 것들

1. **금음체질, 금양체질** : 육류(소, 닭, 돼지, 염소 등), 유제품(우유, 치즈, 버터 등), 밀가루 음식, 기름진 음식, 뿌리채소, 사우나, 분노하는 마음, 땀내는 운동 등.

2. **목음체질, 목양체질** : 푸른잎 채소, 등푸른 생선, 생선회, 녹즙, 술, 찬물목욕, 과도한 신경, 슬퍼하는 마음, 수영 등.

3. **수음체질, 수양체질** : 생선회, 보리밥, 돼지고기, 오이, 참외, 오징어, 새우, 해삼, 굴, 게, 차가운 음식, 맥주, 과도한 신경, 깊은 생각 등.

4. **토음체질, 토양체질** : 닭고기, 개고기, 염소고기, 찹쌀, 현미, 감자, 미역, 김, 다시마, 파, 양파, 겨자, 후추, 카레, 생강, 술, 찬물목욕, 조급한 마음, 두려운 마음 등.

02
닭고기와
돼지고기는
風)이 있기 때문에
나이 들어서는
않는 것이 좋다?

107

제3부 3 한약을 복용할 때는 밀가루 음식을 먹지 말아야 한다?

많은 사람들이 한약을 복용할 때는 밀가루 음식을 먹지 말아야 하는 것으로 잘못 알고 있다. 왜 그런 말이 생겨나게 되었을까? 식품은 저마다 고유의 성질을 가지고 있는데 그 고유의 성질에 따라 몸에 흡수된 후의 역할이 달라진다. 다른 음식과 마찬가지로 밀이란 식품은 인체 내에서 영양분으로 흡수되어 우리의 몸을 구성하는 물질도 되고 또한 몸을 움직이게 하는 에너지로도 쓰이지만 그 고유의 성질은 대장의 기능을 돕우는 역할을 한다.

그러므로 대장의 기능을 선천적으로 약하게 타고난 목음체질과 목양체질은 밀을 먹어도 좋지만 대장의 기능을 선천적으로 지나치게 강하게 타고난 금음체질과 금양체질이 밀을 먹게 되면 장부간의 균형과 조화가 깨어져서 병이 생기게 된다.

그러므로 금음체질과 금양체질이 병에 걸렸을 때에 밀가루 음식을 먹으면 몸이 나빠지고 병이 악화되는 경우가 자주 일어나게 된다. 그런 이유 때문에 사람의 체질을 잘 구별할 수 없었던 옛날에는 '한약을 복용할 때에 밀가루 음식을 먹으면 안된다' 라는 말이 생겨나게 된 것이다.

실제로 각 체질에서 밀가루 음식을 먹고 난 후의 반응을 살펴보면 금음체질과 금양체질은 물론 좋지 않게 나타나지만 수음체질과 수양체질에서도 별로 좋지 않게 나타나며 가끔 토양체질과 목음체질 그리고 목양체질까지도 반응이 좋지 않게 나타날 때가 있다.

이는 밀을 가루로 내어 빵이나 면 등의 음식을 만드는 과정에서 발생하는 현상인데 어떤 곡식을 가루로 내면 그 빻는 과정에서 그 곡식이 가지고 있던 성질이 조금 변하기 때문이다. 이는 우리가 쌀로 밥을 지어 먹으면 소화에 아무런 불편함이 없으나 쌀을 가루로 빻아서 떡을 해먹으면 속이 쓰리거나 불편함을 느끼는 것과 같은 이치이다.

우리나라에서 나는 우리 밀은 목음체질과 목양체질에게는 좋은 음식이 되나 외국에서 들여오는 수입 밀은 목음체질과 목양체질에서도 가끔씩 안 좋게 나타나는 경우가 있다. 그 이유는 수입하는 밀의 경우 표백제와 방부제 등 수십 가지의 화학약품이 들어가 있기 때문이다. 실제로 미국 현지에서 밀가루를 사다 놓으면 몇 달이 지나지 않아 곰팡이가 피고 부패되는데 반해 국내 수입 밀가루는 몇년이 지나도 부패되지 않고 있는 것을 볼 수 있다. 이는 방부제가 그만큼 많이 들어있다는 증거이다. 그러므로 밀이 몸에 해롭지 않은 목음체질과 목양체질이라도 밀가루 음식을 먹을 때에는 가격이 조금 비싸더라도 우리 밀로 만든 것을 먹는 것이 좋다.

밀은 서양사람들의 주식인데 오장육부의 기를 고루 돋우지 못하고 대장의 기를 돋우는 편향된 성질을 갖고 있는 곡식이므로 주식으로 삼기에는 좋지 못하다. 유럽이나 미국 등에서는 육류와 빵을 주식으로 삼고 있으므로 육류와 밀가루가 몸에 이로운 목음체질과 목양체질은 건강하게 생활하는 반면 육류와 밀가루가 몸에 해로운 금음체질과 금양체질은 온갖 질병으로 평생 시달리게 된다.

금음체질과 금양체질이 밀가루로 만든 음식을 많이 먹게 되면 위장병, 피부병, 천식, 당뇨, 여러 알러지 질환 등의 병이 생기게 된다. 그와 달리 쌀은 오장육부의 기를 고루 돋우어서 모든 체질에 좋게 작용하므로 주식으로 삼기에는 쌀 이상 좋은 곡식이 없다. 그러므로 쌀을 주식으로 삼은 민족은 똑똑하고 행복한 민족이라 아니할 수 없다.

쌀은 점도가 높을수록 열성(熱性)이 많다. 쌀 중에서도 점도가 높은 자포니카 종(일본과 우리나라에서 주로 먹는 쌀)은 열성이 많으므로 토음체질과 토양체질에는 썩 좋은 것이 아니다. 토음체질과 토양체질에는 열성이 없는, 훅하고 불면 밥알이 날아갈 정도로 점도가 떨어지는 인디카 종(안남미 계통)의 쌀이 건강에 더 좋은 것이다.

찹쌀과 현미는 열성이 강해서 토음체질, 토양체질, 금양체질에는 좋지 못하다. 찹쌀과 현미는 열한 기운이 많으므로 췌위장 계통의 기능허약을 타고난 수음체질, 수양체질에 좋다. 그와는 반대로 보리쌀은 냉성이 강해서 수음체질, 수양체질, 목음체질에는 좋지 못하다. 보리쌀은 냉한 기운이 많으므로 췌위장 계통의 기능과다를 타고난 토음체질, 토양체질, 금양체질에 좋다.

일반 쌀로 밥을 지을 때 밥을 짓는 방법을 통하여 그 쌀의 기를 조절하는 방법이 있다. 수음체질, 수양체질 등에서는 압력밥솥을 이용하여 찰지게 밥을 지으면 열성이 많아져서 건강에 더욱 좋다. 그리고 토음체질, 토양체질 등에는 일반 밥솥으로 될 수 있으면 찰지지 않게 밥을 지으면 건강에 더욱 좋다.

밀가루 음식은 한약을 복용할 때나 그렇지 않을 때나 항상 금음

체질과 금양체질에게는 나쁘게 작용하니 가능하면 삼가도록 해야
하며 특히 금음체질과 금양체질이 어떤 병에 걸려서 치료하는 과
정에 있다면 건강의 회복을 위하여 더욱 멀리해야 한다.

목음체질과 목양체질의 경우에는 한약을 복용중이거나 질병을
치료하는 중이라도 위장에 부담만 없다면 밀가루 음식을 먹어도
무난하다. 그러나 수입 밀은 수입과정에서 변질되지 않게 하기 위
해 다량의 표백제, 방부제 등의 약품을 살포하므로 조심해야 하며
우리나라에서 생산되는 우리 밀을 먹는 것이 좋다.

	금음	금양	목음	목양	수음	수양	토음	토양
우리밀	××	××	○	○○	○△	×△	×△	○△

※ 수입밀은 우리나라에 들어오는 과정에서 표백제, 방부제 등 보통 20~30가지의
약품을 살포한다. 그 때문에 밀가루 음식이 더 해롭게 작용한다. 외국의 경우에는
밀가루를 사다 놓으면 몇 달 지나지 않아 부패하는데 우리나라에 들어오는 수입
밀가루는 몇 년이 지나도 부패하지 않는다. 그만큼 약품 처리가 많이 되었다는 뜻
이다.

 | 해설 |

밀가루 음식이 그다지 해롭지 않은 목음체질, 목양체질
의 경우라도 위장기능이 좋지 않을 때 밀가루 음식을 먹으면 속이
불편해 질 때가 많다. 그러므로 자신의 위장상태에 따라서 소화력
이 약할 때에는 먹지 않는 것이 좋다.

자신의 체질에 밀가루 음식이 해롭더라도 위장기능이 좋은 상태
일 때에는 먹어서 아무런 불편함을 느끼지 못하는 경우가 많다. 그
러나 먹어서 소화에 전혀 부담이 없다고 하여도 그 성분이 몸에 흡
수되면 병을 일으키는 에너지가 되니 삼가는 것이 좋다.

4 한약을 복용할 때
무를 먹으면 머리가 희어진다?

한약을 복용할 때에 무를 먹으면 안된다는 것은 널리 알려져 있는 말이지만 왜 그런 말이 생겨났는지 그 이유를 알고 있는 사람은 극히 드물다. 그래서 정확한 이유도 모르고 한약을 복용할 때에 무를 꺼리는 사람들이 무척 많다. 왜 이러한 말이 생겨나게 되었을까? 그 이유는 무를 먹으면 건강이 나빠지고 병이 악화되는 체질이 있기 때문이다.

즉 금음체질과 금양체질은 평소에도 무를 먹게 되면 건강이 나빠지지만 질병이 있을 때에 무를 먹으면 더욱 해롭다. 그 이유는 금음체질과 금양체질은 선천적으로 폐와 대장의 기능을 지나치게 강하게 타고나서 항상 문제를 일으키는 체질인데 무는 금음체질과 금양체질의 지나치게 강한 폐와 대장의 기능을 더욱 강하게 만들어서 오장육부의 균형을 파괴하여 건강을 악화시키는 식품이기 때문이다.

그러므로 한약을 복용할 정도로 몸이 좋지 않은 금음체질과 금양체질들이 무를 먹게 되면 병이 오히려 악화되는 결과를 초래하므로 경고의 의미로 옛 의원들이 한약을 복용하는 사람들에게 그렇게 말해왔던 것이다. 그러나 오늘날까지 모두들 그런 숨은 뜻은 알지 못하고 한약을 복용할 때는 무조건 무를 먹지 말아야 하는 것으로 잘못 알고 있으니 이제는 올바르게 알아야겠다.

무는 폐와 대장의 기능을 강화시키는 기를 가지고 있는데 선천적으로 폐와 대장의 기능을 지나치게 강하게 타고난 금음체질과 금양체질에서는 무가 해롭게 작용하므로 '한약을 복용할 때는 무를 먹지 말아야 한다'라는 말이 생겨나게 되었다.

금음체질과 금양체질이 무를 많이 먹게 되면 천식, 감기, 인후염, 편도염, 비염, 부비동염, 위장병 등에 걸리기 쉽다. 그렇지만 선천적으로 폐와 대장의 기능을 약하게 타고난 목음체질과 목양체질에서는 무가 이롭게 작용하므로 한약을 복용할 때나 평소에나 무를 가능하면 많이 먹도록 해야 한다.

흔히 숙지황이 들어간 한약을 복용할 때는 무를 먹지 말아야 한다고 알고 있는 사람도 많이 있다. 이는 숙지황과 무는 상극관계이기 때문에 숙지황을 재배한 곳에서는 무 재배가 되지 않고 무를 재배한 곳에서는 숙지황 재배가 되지 않는 현상에서 나온 말이다. 그러나 이 역시 잘못된 말이다. 무를 재배한 곳에서 숙지황 재배가 되지 않는 것은 무와 숙지황이 필요로 하는 영양소가 비슷하기 때문에 일어나는 현상이다.

즉 무를 재배한 곳에서는 무가 숙지황이 자라는 데 필요한 영양소를 거의 모두 흡수해버렸기 때문에 숙지황이 잘 자라지 못하는 것이다. 그런 현상을 보고 무와 숙지황은 상극관계라고 하여 숙지황을 넣은 한약을 복용할 때는 무를 먹지 말아야 한다고 잘못 전해진 것이 오늘날까지 그대로 내려온 것이다.

실제로 숙지황과 무의 씨앗인 나복자라는 약을 같이 넣어서 처방하여 큰 효과를 보는 한약도 많이 있다. 숙지황과 무의 씨앗이 같이 들어가서 서로 상승작용을 하여 더욱 좋은 효과를 내는 것이다.

그러므로 숙지황이 들어간 한약을 복용할 때에 무를 먹어서는 안된다는 말을 그대로 믿어서는 안되며 금음체질과 금양체질은 한약을 복용할 때나 평소에나 무를 삼가야 하고 목음체질과 목양체질은 한약을 복용할 때나 평소에나 오히려 많이 먹어야 좋다는 것을 알아두자.

	금음	금양	목음	목양	수음	수양	토음	토양
무	××	××	○○	○○	○	×△	×△	△

| 해설 |

무를 많이 먹고서 암을 이겼다는 사람이 가끔 있다. 무가 무슨 약이 되겠느냐고 하찮게 여길 수도 있으나 그 사람의 체질이 목음체질, 목양체질, 수음체질 중 하나였기에 암까지 이겨낸 것이다.

무를 많이 먹고 나서 암을 이겨낸 어떤 사람이 자신이 암을 이겨낸 체험을 적어서 책을 써냈다. 그 책을 읽고 희망을 가지고 그대로 띠나하던 금음체질의 암환사가 급삭스레 악화되어 고통 속에 생명을 잃는 것을 보았다. 언제나 이러한 혼란이 없어질까? 우리는 조금 더 지혜로워야 하지 않을까?

제3부 5 호박을 먹으면 부기가 빠진다?

호박을 먹으면 부기가 빠진다고 하여 몸이 붓거나 출산을 한 산모들은 즐겨 호박을 먹는다. 그러나 과연 호박이란 것이 부기를 빼는 효과가 있는 것일까? 어떤 사람은 호박을 먹고 나서 부기가 빠지는 효과가 있지만 어떤 사람은 부기가 빠지지 않거나 오히려 더 부어 고생하는 것을 볼 수 있다. 왜 그럴까?

호박은 폐와 대장의 기를 돕는 역할을 한다. 출산 후에는 출산으로 인한 허약과 피로로 인하여 거의 모든 산모들이 자신의 약한 부분이 더욱 약해지게 된다. 인체의 소변배설 기능은 콩팥이 맡아서 하는 일이지만 몸 속의 수분에 대한 통괄은 대장이 주로 맡아서 한다.

즉 대장은 우리 몸 속의 수분과 습도를 조절해주는 기능을 갖고 있는 것이다. 목음체질과 목양체질은 선천적으로 대장의 기능을 약하게 타고 나는데 출산 후나 큰 병을 앓고 난 후면 약한 대장의 기능이 더욱 약해져 인체 내의 수분과 습도를 조절해주는 능력이 현저히 떨어지게 된다.

그래서 잘 붓게 되고 그로 인해 체중도 늘어나게 되는 것이다.

그럴 때에 대장의 기운을 돕는 호박을 먹게 되면 약해졌던 대장이 기능을 회복하여 원활히 활동하게 되므로 인체 내의 수분과 습도를 잘 조절해 부기가 빠지고 체중도 감소되는 것이다.

바꾸어 말하면 호박은 부기를 빼는 이뇨성분이 있어서 부기가 빠지는 것이 아니라 인체 내의 수분과 습도를 조절해주는 대장의 기능을 도움으로 해서 간접적으로 부기를 빼는 효과를 내는 것이다. 물론 호박을 성분적으로 분석해보면 수많은 성분 중에서 이뇨 작용을 하는 성분이 몇 가지는 발견될 것이다. 그러나 그런 성분 때문에 호박이 부기를 빼주는 것은 아니다.

그것은 대장의 기능을 선천적으로 지나치게 강하게 타고난 금음체질과 금양체질의 경우에 호박을 먹어도 부기가 잘 빠지지 않을 뿐 아니라 더욱 심하게 붓는 경우가 많이 일어나는 것만 보아도 쉽게 증명된다.

금음체질과 금양체질의 경우에는 호박을 오래 먹어도 부기가 빠지지 않을 뿐 아니라 몸이 더 붓거나 무거워지고 아픈 데가 더 생기게 되는데 그런 부작용을 무시하고 오랫동안 과도하게 먹으면 과민성 대장증상, 변비, 설사, 대변불쾌증, 궤양성 대장염, 대장암, 천식, 피부병, 알러지 질환 등의 병이 생기는 것이다.

그것은 호박이 금음체질과 금양체질의 지나치게 강한 대장기능을 더욱 강하게 해줌으로써 오장육부의 균형이 더욱 파괴되어 오는 현상이다. 그러므로 대장기능이 지나치게 강한 금음체질과 금양체질은 몸이 부었을 때뿐만 아니라 평소에도 호박을 멀리해야 건강을 해치지 않으며 대장기능이 지나치게 약한 목음체질과 목양체질은 부었을 때는 물론 평소에도 호박을 많이 먹어야 건강이 좋아지는 것이다.

	금음	금양	목음	목양	수음	수양	토음	토양
호박	××	××	○○	○○	○	×△	×△	○

 | 해설 |

※ 각 체질에서 부기를 잘 빼주는 음식

1. 금음체질 : 녹차, 조개류, 전복, 재첩, 메밀 등.

2. 금양체질 : 조개류, 전복, 재첩, 메밀, 오이, 새우, 해삼, 굴 등.

3. 목음체질 : 호박, 수박, 무, 당근, 도라지, 콩나물, 박, 미꾸라지 등.

4. 목양체질 : 호박, 수박, 무, 당근, 도라지, 콩나물, 박, 미꾸라지, 소고기 등.

5. 수음체질 : 김, 미역, 다시마, 사과, 귤, 검은포도, 닭고기, 호박 등.

6. 수양체질 : 김, 미역, 다시마, 사과, 귤, 검은포도, 닭고기 등.

7. 토음체질 : 새우, 해삼, 굴, 잉어, 가물치, 복어, 오이 등.

8. 토양체질 : 새우, 해삼, 굴, 잉어, 가물치, 복어, 오이, 호박, 수박 등.

※ 아무리 부기를 빼준다고 알려진 식품이라도 자신의 체질에 맞지 않는다면 부기가 더 심해지고 질병이 더 생기게 된다.

제3부 6 산후에는 흑염소가 좋다?

출산을 한 산모들은 여기저기서 산후 회복에 좋다는 것들을 추천 받아 해먹는데 그중 많이 찾게 되는 것 중의 하나가 흑염소다. 왜 산후에는 흑염소를 많이 먹을까? 흑염소는 성질이 온열(溫熱)하여 몸을 따뜻하게 해주는 역할을 하기 때문이다.

산후에는 출산으로 인한 출혈 때문에 피가 모자라게 되고 허약으로 인해 몸이 차가워지는데 이때 흑염소는 부족한 피를 만들어주고 허약하고 차가워진 몸을 따뜻하게 해주는 역할을 하게 된다.

그래서 예로부터 산후에 몸조리를 할 때에는 흑염소를 자주 애용해왔던 것이다. 그런데 흑염소가 모든 산모들에게 좋으냐 하면 그렇지 않다. 우리 주위를 조금만 유심히 살펴보면 흑염소를 먹고 나서 병이 심해지거나 병이 새로 생겨 고생하는 사람들을 많이 찾아볼 수 있다. 왜 그럴까?

흑염소는 그 성질이 온열하므로 선천적으로 췌위장의 기능을 약하게 타고나 속이 항상 차가운 수음체질과 수양체질의 경우에는 좋은 산후조리약이 되지만, 선천적으로 췌위장의 기능을 강하게 타고나 속에 항상 열이 차 있는 토음체질과 토양체질의 경우에는 아주 좋지 않을 뿐 아니라 병을 일으키는 원인이 된다.

또 흑염소는 육류로서 폐와 대장의 기능을 돕는 기를 가지고 있다. 그러므로 선천적으로 육류의 분해능력이 강하고 폐와 대장의 기능이 약한 목음체질과 목양체질의 경우에는 흑염소가 좋은 산후조리약이 되지만 선천적으로 육류의 분해능력이 약하고 폐와 대장의 기능이 지나치게 강한 금음체질과 금양체질의 경우에는 아주 좋지 않을 뿐 아니라 병을 일으키는 원인이 된다.

그러한 이유 때문에 산후에 산모들이 흑염소를 먹게 되면 어떤 산모는 몸이 좋아지지만 어떤 산모는 몸이 더 나빠지게 되는 것이다. 흑염소가 해로운 체질이 흑염소를 먹게 되면 여러 가지 좋지 않은 병들이 생기게 되는데 몇 가지를 열거하자면 다음과 같다.

온 몸 여기저기가 쑤시고 아픈 산후풍 증세, 류머티스 관절염, 비만, 중풍, 갑상선 기능항진증, 위장병, 대장질환, 궤양성 대장염, 간염, 고지혈증, 고혈압, 알러지 피부병, 알러지 비염, 천식, 부비동염, 유방암, 대장암, 파킨슨씨병, 노인성 치매 등이다.

이러한 병들은 흑염소를 먹은 후 몇 달 이내에 나타나는 수도 있지만 몇 년이 지난 후에 나타나기도 한다. 그러므로 지금 당장 흑염소를 먹어서 소화에 부담이 없고 몸에 별 이상을 느끼지 못한다고 하여 계속 먹다가는 언젠가 큰일을 당할 가능성이 있으니 조심해야 한다.

흑염소가 자신의 체질적 특성에 맞아서 약으로 먹을 때에는 흑염소만 먹든지 아니면 자기의 체질에 맞는 한약을 정확히 처방받아서 먹어야겠다. 흑염소를 중탕하는 집에서는 보통 십전대보탕이라는 약을 넣어서 흑염소 중탕을 내는데 이는 권할 만한 일이 못된다.

왜냐하면 십전대보탕이라는 약은 흑염소가 몸에 맞는 수음체질, 수양체질, 목음체질, 목양체질에게도 자칫 나쁘게 작용하여 질병을 일으키고 건강을 악화시키는 일이 자주 발생하기 때문이다.

흑염소는 단순히 출산을 했다고 먹는 것이 아니다. 흑염소는 수음체질, 수양체질, 목음체질, 목양체질의 경우에는 출산 후의 허약이나 몸조리에 좋은 역할을 하지만 토음체질, 토양체질, 금음체질, 금양체질의 경우에는 몸조리에 아주 나쁜 영향을 미치게 되어 오히려 병을 일으키게 됨을 명심하자.

	금음	금양	목음	목양	수음	수양	토음	토양
흑염소	××	××	○○	○○	○○	○○	××	××

※ 목음체질과 목양체질의 경우 피부병이 있거나 심장화가 많거나 간 또는 쓸개에 병이 있으면 흑염소를 먹지 말아야 한다.
※ 목음체질과 목양체질의 경우에는 흑염소의 십전대보탕을 넣지 말아야 하며 수음체질과 수양체질의 경우에는 십전대보탕의 재료 중에서 백복령과 숙지황을 빼고 진피와 백하수오를 넣어야 한다.

 | 해설 |

※ 각 체질에서 출산 후 몸조리에 좋은 것들

1. **금음체질** : 전복, 재첩, 조개류 등.

2. **금양체질** : 전복, 재첩, 조개류, 새우, 해삼, 굴 등.

3. **목음체질** : 소고기, 장어, 호박, 개소주, 흑염소 등.

4. **목양체질** : 소고기, 장어, 호박, 개소주, 흑염소 등.

5. **수음체질** : 닭고기, 흑염소, 개소주, 미역국, 찹쌀밥, 장어 등.

6. **수양체질** : 닭고기, 흑염소, 개소주, 미역국, 찹쌀밥 등.

7. **토음체질** : 돼지고기, 잉어, 가물치, 새우, 굴, 해삼, 전복, 조개류 등.

8. **토양체질** : 돼지고기, 잉어, 가물치, 새우, 굴, 해삼, 전복, 조개류, 장어 등.

7 나이 들어서
흑염소를 먹으면 중풍이 온다?

흔히 나이가 들어서 흑염소를 먹으면 중풍이 온다거나 40대 이후에 흑염소를 먹으면 중풍에 잘 걸린다는 이야기가 있다. 이것은 전혀 근거 없는 이야기가 아니다. 왜 그런 말이 생겨나게 되었는지 한 번 살펴보자.

그러한 말이 생기게 된 이유는 실제로 흑염소를 먹고 난 후 중풍에 걸리는 경우가 일상생활에서 흔히 일어나고 있기 때문이다. 예로부터 가까운 가족이나 친지 혹은 잘 아는 사람들이 흑염소를 먹고 난 후 중풍에 걸리는 경우를 많은 사람들이 보아왔으므로 자연히 그런 말이 생겨나게 된 것이다. 왜 젊어서 흑염소를 먹으면 괜찮고 나이가 들어서 흑염소를 먹으면 중풍이 온다고 했을까? 그것은 사람들이 체질이란 것을 잘 모르기 때문에 생겨난 말이다.

앞서 말했듯이 흑염소는 그 성질이 온열하기 때문에 수음체질, 수양체질, 목음체질, 목양체질에는 좋은 식품 겸 약이 되지만 토음체질, 토양체질, 금음체질, 금양체질에는 해로운 작용을 한다. 흑염소가 해로운 토음체질, 토양체질, 금음체질, 금양체질들이 흑염소를 먹게 되면 흑염소의 해로움 때문에 다양한 부작용이 몸에 나타난다.

그러나 자신의 체질에 맞지 않는 흑염소를 먹었다 할지라도 흑염소를 복용할 당시의 자신의 체력이나 건강상태에 따라 그 해로움을 크게 입을 수도 있고 작게 입을 수도 있다. 즉 그 사람의 건강이 좋은 상태이거나 나이가 아직 젊어서 기력이 왕성할 때에는 자기 체질에 맞지 않는 음식을 이겨내는 힘이 강하므로 흑염소의 해로움을 작게 받는다. 그러나 그 사람의 건강이 좋지 않거나 나이가 들어서 기력이 약해졌을 때는 흑염소의 나쁜 기운을 스스로 이기지 못하여 심각한 병이 일어나기도 한다. 그런 심각한 병의 대표적인 경우가 바로 중풍이다.

그러한 원리를 알지 못하는 사람들은 주변에서 나이 많은 사람들이 흑염소를 먹고 나서 중풍이 일어나는 것을 자주 보게 되니까 '나이가 들어서 흑염소를 먹으면 중풍이 온다' 또는 '40대 이후에 흑염소를 먹으면 중풍에 잘 걸린다' 라는 잘못된 말들을 하는 것이다.

실제로 흑염소가 해로운 체질들이 흑염소를 먹었을 때 오는 부작용은 중풍뿐만이 아니다. 금양체질에서는 중풍, 알러지 피부염, 아토피 피부염, 알러지 비염, 부비동염, 두통, 천식, 관절염, 관상동맥질환, 협심증, 심근경색증, 당뇨, 고혈압, 위염, 간염, 간경화, 대장암, 유방암, 피부암, 간암, 폐암 등을 일으킬 수가 있고, 금음체질에서는 금양체질에서 오는 병에 더하여 위축성 위염, 궤양성 대장염, 치매, 파킨슨씨병, 무도병, 백혈병, 각종 근육 계통병(근이영양증, 근무력증, 근위축증 등)까지 일으킬 수 있다. 토음체질과 토양체질에서는 당뇨, 두통, 고혈압, 알러지 피부염, 알러지 비염, 부비동염, 관절염, 위염, 위궤양, 십이지장염, 십이지장궤양,

췌장염, 위암, 췌장암, 전립선염, 불임증, 양기부족 등을 일으킬 수 있다.

흑염소가 맞지 않는 체질들이 흑염소를 먹고 난 후 일어나는 그런 부작용들은 금방 나타나는 경우도 있지만 대부분의 경우에는 금방 나타나지 않는다. 흑염소를 먹은 지 몇 달 후, 아니면 몇 년 후, 서서히 몸에 여러 가지 질병이 일어나는데 보통 사람들은 흑염소로 인해 그런 질병이 일어났다는 생각을 하지 못하기 때문에 그냥 모르고 지나친다.

나이 들어서 흑염소를 먹으면 중풍이 온다는 말 때문에 흑염소가 몸에 좋은 수음체질, 수양체질, 목음체질, 목양체질들이 나이가 들어서 흑염소를 멀리하는 경우를 간혹 보는데 이는 잘못된 것이다. 흑염소가 좋은 체질들은 아무리 나이가 들었어도 흑염소를 복용하면 좋은 효과가 나지 부작용은 오지 않는다. 다만 흑염소 중탕을 낼 때에 십전대보탕이라는 약재를 넣어서는 안된다. 보통 흑염소를 중탕할 때에는 십전대보탕이라는 약을 넣게 되는데 흑염소가 몸에 맞는 체질이라도 십전대보탕 때문에 부작용이 나는 경우가 흔히 발생한다. 흑염소를 중탕할 때에 같이 넣어서 좋은 한약재는 각 체질마다 틀리니 자신의 체질과 증상에 맞게 정확히 처방된 약을 넣어서 중탕을 하도록 해야 한다.

그리고 흑염소가 해로운 체질들이 마흔 살이 넘어서면 흑염소를 먹지 못한다는 말을 믿고 마흔 살이 되기 전에 먹어야 한다고 미리 서둘러 흑염소를 먹은 뒤 큰 병을 초래하는 경우가 있는데 이 역시 조심해야 할 일이다. 흑염소를 복용해 그 부작용으로 온 몸 여기저기가 아픈 현상이 나타나고 있는데도 마흔이 넘으면 흑염소를 먹지 못하게 된다며 부작용을 참아가며 억지로 흑염소를 먹어서 병을 일으키는 안타까운 일들은 이제 사라져야 할 것이다.

 | 해설 |

※ 각 체질별로 흑염소에 같이 넣어서 좋은 약재

1. **금음체질** : 흑염소 자체가 해로우니 먹지 말아야 한다.

2. **금양체질** : 흑염소 자체가 해로우니 먹지 말아야 한다.

3. **목음체질** : 산약, 맥문동, 오미자, 길경, 건율, 의이인, 나복자 등.

4. **목양체질** : 갈근, 황금, 길경, 백지, 산약, 맥문동 등.

5. **수음체질** : 인삼, 향부자, 백출, 사인, 진피, 백두구, 산사, 구 감초 등.

6. **수양체질** : 인삼, 황기, 백출, 구감초, 당귀, 천궁, 백작약, 진 피, 백하수오, 육계 등.

7. **토음체질** : 흑염소 자체가 해로우니 먹지 말아야 한다.

8. **토양체질** : 흑염소 자체가 해로우니 먹지 말아야 한다.

8 산후에는 가물치(잉어)가 좋다?

  온갖 고생을 다해 아기를 낳은 산모에게 허약해진 몸을 돌우고 산후조리를 잘 시킬 목적으로 가물치나 잉어를 해먹이는 것은 우리나라의 오래된 산후조리법이다. 그러나 왜 옛날부터 출산 후에 가물치나 잉어 등을 먹어왔는지 그리고 가물치나 잉어를 누구나 먹어도 좋은 것인지 등의 이유를 아는 사람은 거의 없는 실정이다.

  그래서 어떤 이는 출산 후에 가물치나 잉어를 먹어서 산후조리와 몸의 회복에 큰 도움을 받는 반면 어떤 이는 도리어 관절염이나 산후풍, 냉증 등의 여러 질병에 걸리게 된다. 왜 이러한 현상이 일어나는 깃일까?

  가물치와 잉어는 신방광(腎肪胱)의 기운을 돋우는 음식이다. 그 말은 가물치와 잉어의 성분이 몸에 흡수되면 신장 계통으로 들어가 신장, 방광, 생식기 등의 허약과 무력증을 다스리는 역할을 한다는 뜻이다.

  큰 병을 앓고 난 후나 출산 등으로 몸이 허약해지면 각 체질에 따라 선천적으로 제일 약한 장기나 부위에 먼저 이상이 생기게 되

는데 토음체질과 토양체질 그리고 목음체질과 금양체질의 경우에
는 신장, 방광, 생식기 계통이 선천적으로 약하므로 그쪽에 이상
이 오기 쉽다. 즉 그런 체질에서는 출산 후에 신장이나 방광 또는
생식기 계통의 기능허약으로 몸이 붓는 경우가 자주 일어나는 것
이다.

이렇게 출산 후 신장, 방광, 생식기 계통의 허약으로 인해 몸이
붓거나 부기가 빠지지 않아 몸이 무겁고 피로해질 때에 가물치와
잉어를 먹으면 부기가 빠지고 몸이 가벼워지며 피로가 덜해지게
된다. 그런 원리로 우리의 선조들은 가물치와 잉어를 예로부터 산
후조리용으로 출산 후에 자주 애용했던 것이다.

그러나 신장, 방광, 생식기 계통의 기능이 다른 장기에 비해 선
천적으로 과강한 편인 수음체질, 수양체질, 금음체질, 목양체질
등은 아무리 출산한 후라 하여도 가물치와 잉어는 오장육부의 균
형을 더욱 파괴하여 몸의 상태를 나쁘게 만들 뿐이다. 즉 그런 체
질은 출산 후에 가물치나 잉어를 먹으면 안 아프던 몸까지 더 아파
지고 더 무겁고 피로해지며 산후풍 같은 병에 쉽게 걸리게 되는 것
이다.

그러한 원리 때문에 출산 후에 똑같이 가물치나 잉어를 해먹어
도 어떤 사람은 몸이 많이 좋아지며 어떤 사람은 몸이 더 나빠지게
되는 경우가 생기는 것이다.

수음체질과 수양체질의 경우에는 출산 등으로 몸이 허약해져 있
을 때에 가물치나 잉어 등을 먹게 되면 그 해로운 영향이 심각하여
심한 위장장애와 자궁하수로 인한 음탈(陰脫), 빈혈, 무력감, 피로
등이 잘 생기며 최악의 경우에는 자궁암, 난소암 등을 발생시키는
원인이 되기도 한다.

이렇게 몸이 악화되는 경우를 예방하려면 물론 자신의 체질을 정확히 알고 자기 체질에 맞는 산후조리약과 음식을 선택해서 섭취해야 하겠지만 자신의 체질을 잘 모를 경우에는 어떻게 하면 좋을까? 그럴 때에는 가물치나 잉어 등을 먹는 도중에 조금이라도 몸에 이상이 생기면 먹기를 중단하는 것이 좋을 것이다.

자신의 체질에 해로운 것은 몸에 아무런 도움도 되지 않고 오히려 병만 일으킬 뿐이므로 아깝다고 생각하지 말고 과감히 버려야 한다. 그것이 건강을 지키고 또한 질병을 미리 예방하는 지름길이다.

	금음	금양	목음	목양	수음	수양	토음	토양
가물치 잉어	×	○△	○	×	××	××	○○	○○

※ 금양체질은 가물치나 잉어를 먹을 때에 기름기를 완전히 제거해야 한다. 금양체질의 경우에 위장병이나 피부병 또는 간 계통의 질병이 있을 때는 가물치와 잉어가 해로우니 조심해야 한다.
※ 목음체질의 경우에는 하복부가 차가운 증세가 있으면 가물치가 해로우니 조심한다.

 | 해설 |

※ 각 체질별로 산후에 좋은 해산물

1. **금음체질** : 조개류, 전복, 미더덕, 가재 등.
2. **금양체질** : 조개류, 전복, 미더덕, 새우, 해삼, 굴, 게, 가재 등.
3. **목음체질** : 장어, 명태, 조기, 대구, 아귀, 새우, 해삼, 굴, 게 등.
4. **목양체질** : 장어, 명태, 조기, 대구, 아귀 등.

5. **수음체질** : 미역, 김, 다시마 등.

6. **수양체질** : 미역, 김, 다시마 등.

7. **토음체질** : 복어, 새우, 해삼, 굴, 게, 조개류, 오징어, 문어, 낙지, 전복, 가재 등.

8. **토양체질** : 복어, 새우, 해삼, 굴, 게, 조개류, 오징어, 문어, 낙지, 전복, 가재, 장어 등.

9 산후에는 미역국이 좋다?

　출산을 한 산모에게 미역국을 먹이는 것은 삼척동자도 다 알 정도로 우리나라 사람들에게는 기본상식처럼 되어 있다. 왜 그리고 언제부터 출산 후에 미역국을 먹게 되었는지는 알 수 없지만 우리나라 여성들은 특별한 일이 없는 한 앞으로도 계속 아기를 낳은 뒤에는 미역국을 먹게 될 것이다. 우리나라 사람들은 어떤 이유로 산후에 미역국을 먹게 되었을까?

　미역은 그 성질이 온(溫)하기 때문에 사람의 몸에 흡수되면 소화기 계통으로 들어가 췌위장의 기능허약과 무력증을 치료하는 효과가 있다. 이는 미역이란 것은 그 기운이 따뜻하여 사람의 몸에서 차가운 속을 따뜻하게 데우는 작용을 한다는 것을 뜻한다.

　출산 후에는 출산에 따른 출혈과 기력소진으로 인하여 산모의 몸은 허약하고 차가워지게 된다. 몸이 차가워진다는 것은, 실제로 체온이 미세하게 내려가는 것도 사실이지만 그보다도 기능허약과 활동력 부족을 뜻하는 것이다.

　이렇게 출산 후에 산모의 몸이 허약하고 차가워질 때, 즉 오장육부의 기능이 허약하고 활동력이 부족할 때에 산모의 허약한 몸을 따뜻하게 온보(溫補)시켜서 오장육부의 활동력을 증가시키는 음식 중 우리 주변에서 제일 값싸고 쉽게 구할 수 있는 것이 미역이었다. 미역은 속을 따뜻이 하는 음식 중에서 제일 부작용 없고 누구나 무난하게 먹을 수 있는 음식이었다.

그러한 이유 때문에 미역국은 예로부터 아기를 출산한 후에는 필수적으로 먹어야 하는 것처럼 여겨져왔던 것이다. 그러나 이렇게 무리 없이 부드럽게 속을 따뜻하게 만들어 오장육부의 활동력을 서서히 회복시켜주는 미역도, 어느 체질에서는 아주 좋게 작용하지만 어느 체질에서는 나쁘게 작용하여 오히려 산후에 몸을 더 망치는 원인이 되기도 한다.

미역은 췌위장의 기능을 도와 무력하고 차가워진 속을 따뜻하게 하여 오장육부의 기능을 회복시켜주는 좋은 식품이지만 선천적으로 췌위장의 기능을 지나치게 강하게 타고난 일부 체질에서는 오히려 오장육부의 균형을 파괴하여 건강을 악화시키는 결과를 초래한다.

즉 토음체질과 토양체질 그리고 금양체질 등의 산모가 출산 후에 미역국을 많이 먹게 되면 산후 회복이 잘되는 것이 아니라 오히려 관절염이나 산후풍 등에 걸리기 쉽고 모유도 쉽게 말라버려 아기에게 젖을 먹일 수 없게 된다.

그러나 산후에 미역국을 먹어서 몸이 나빠지는 토음체질, 토양체질, 금양체질 등의 비율이 전체 인구비율 중에서 그다지 높은 편이 아니므로 '산후에 미역국을 먹으면 몸이 안 좋아진다'라는 말은 생기지 않는 것이다.

산후에 미역국을 먹어서 몸이 좋아지는 체질은 수음체질과 수양체질 그리고 목양체질이다. 그 외에 목음체질과 금음체질은 약간 도움이 되는 정도이다. 위의 체질들은 산후에 미역국을 먹으면 몸 회복에도 도움이 되고 아기에게 모유를 먹일 경우 수유에도 도움이 된다.

미역뿐 아니라 김과 다시마 등의 해조류도 미역처럼 췌위장의 기능을 돕우는 역할을 한다. 산후에 몸조리를 완벽하게 한다고 했는데도 몸이 잘 회복되지 않고 건강이 안 좋아지는 산모는 한번쯤 미역국이 원인인지를 살펴보아야 하며 자신의 체질이 토음체질이나 토양체질인지, 아니면 금양체질인지를 한번 의심해보아야 할 것이다.

	금음	금양	목음	목양	수음	수양	토음	토양
미역	△	X	○△	○	○○	○○	XX	XX

※ 금음체질이나 목음체질의 경우에 피부병이 있을 때는 미역, 다시마, 김 등을 조심하여야 한다.

 | 해설 |

※ 각 체질별로 산후 몸조리에 좋은 국

1. **금음체질** : 전복국, 바지락국, 조개국, 재첩국, 시래기국, 배춧국, 시금치국, 조개 넣은 미역국 등.

2. **금양체질** : 전복국, 바지락국, 조개국, 재첩국, 시래기국, 배춧국, 시금치국, 새우국 등.

3. **목음체질** : 곰국, 콩나물국, 무국, 양파국, 소고기 넣은 미역국, 뿌리채소 넣은 장어국, 뿌리채소 넣은 미꾸라지국, 명태국, 메기국, 호박국, 새우국 등.

4. **목양체질** : 곰국, 콩나물국, 무국, 양파국, 소고기 넣은 미역국, 뿌리채소 넣은 장어국, 뿌리채소 넣은 미꾸라지국, 명태국, 메기국, 호박국 등.

5. **수음체질** : 닭고기 넣은 미역국, 감자국, 파국, 양파국 등.

6. **수양체질** : 닭고기 넣은 미역국, 감자국, 파국, 양파국 등.

7. **토음체질** : 새우국, 오징어국, 문어국, 복국, 미나리국, 조개국, 바지락국, 전복국 등.

8. **토양체질** : 새우국, 오징어국, 문어국, 복국, 미나리국, 장어국, 호박국, 조개국, 바지락국, 전복국 등.

10 속이 차가울 때는 옻닭이 최고?

제3부

우리는 흔히 속이 차갑다느니 속에 열이 많다느니 하는 말들을 자주 쓴다. 이 말들은 무슨 뜻일까? 사람의 체온은 섭씨 36.5도에서 37도 사이로 거의 일정한데 왜 속이 차갑다느니 속에 열이 많다느니 하는 말들을 하는 것일까? 실제로 속이 차갑다는 사람의 속을 재어보면 체온이 떨어져 있을까? 그리고 속에 열이 많다는 사람의 속을 재어보면 체온이 올라가 있을까?

컴퓨터 적외선 체열촬영기(DITI)라는 것이 있다. 이 기계는 인체 피부 바로 밑에서 방출되는 적외선을 감지하여 온도별로 다양한 색깔을 화면에 나타내주는 의료장비인데 인체의 기능적인 이상 유무를 진단하는 데 요긴하게 쓰인다. 이 적외선 체열촬영기로 인체를 촬영해보면 재미있는 사실을 발견할 수 있는데 그것은 우리들이 차갑다느니 열이 있다느니 말하는 부위가 말 그대로 온도가 낮거나 높게 화면상에 나타난다는 것이다.

즉 속에 열이 찼다거나 심장에 화(火)가 찼다거나 할 때에는 실제로 열이 찬 가슴 부위의 온도가 주변 부위보다 0.1~1도 정도 높아서 붉은색으로 나타나며, 속이 차갑다거나 아랫배가 차다거나 할

IO
속이
차가울 때는
옻닭이
최고?

133

때에도 실제로 차가운 아랫배 부분의 온도가 주변 부위보다 0.1~1도 정도 낮아서 파란색으로 나타나는 것이다. 이렇게 정밀한 의료장비가 없었을 때에는 속에 열이 찼다거나 속이 차갑다거나 하는 말들을 증명할 방법이 없었지만 이제는 충분히 증명을 할 수 있을 뿐만 아니라 질병의 진단과 치료에도 쉽게 활용할 수 있다.

속이 차갑다거나 아랫배가 차다는 것은 그 부위의 온도가 주변 부위의 온도보다 낮다는 것을 나타내기도 하지만 의학적으로는 그 부위의 기능저하, 즉 활동력 약화를 뜻한다. 그러므로 속이 차갑다는 것은 위장이나 소화기 계통의 무력증과 기능허약증을 뜻해 소화불량, 식욕부진, 위하수, 위무력증 등이 오기가 쉬우며 아랫배가 차갑다는 것은 자궁, 방광, 대장 등의 무력증과 기능허약증을 뜻해 냉 대하, 불임증, 월경불순, 월경통, 방광염, 요도염, 설사, 변비 등이 오기가 쉽다.

이렇게 속이 차갑다거나 아랫배가 차가울 때에 일반적으로 사람들은 차가운 속을 따뜻하게 할 목적으로 옻닭을 많이 해먹는다. 옻은 대열(大熱)한 성질을 가지고 있고 닭 역시 열(熱)한 성질을 가지고 있다. 그러므로 옻닭이란 것은 열에 열을 더한 것, 즉 매우 강한 열성을 가지게 된다. 그런 강한 열성을 이용하여 차가워진 속을 따뜻하게 데우고자 하는 것이 옻닭을 먹는 주된 목적이다. 옻닭은 이렇게 사람의 몸에 흡수되어 췌위장 계통으로 들어가 소화기의 무력증과 기능허약증을 다스려 그 활동력을 증가시키는 작용을 한다.

이러한 옻닭의 작용은 선천적으로 속이 차가운, 즉 췌위장 계통의 무력증과 기능허약증을 타고난 체질에는 오장육부의 균형을 맞추어주어서 좋은 작용을 하지만 선천적으로 속에 열이 많은, 즉 췌

134

위장 계통의 기능과다증을 타고난 체질에는 오장육부의 균형을 파괴하여 오히려 건강을 해치는 작용을 한다. 다시 말하면 수음체질, 수양체질 등의 경우에는 옻닭을 해먹으면 속이 따뜻해지는 효과를 거둘 수가 있지만 토음체질, 토양체질, 금양체질, 목음체질 등의 경우에는 옻닭을 해먹으면 속이 따뜻해지는 것이 아니라 오히려 건강을 크게 해치는 결과를 초래하게 된다.

실제로 옻닭이 건강에 도움이 되는 수음체질과 수양체질은 옻을 만지거나 옻닭을 해먹어도 옻이 거의 타지 않는다. 그러나 옻닭이 건강에 해로운 토음체질, 토양체질, 금양체질, 목음체질의 경우에는 옻을 만지거나 옻닭을 해먹으면 옻을 심하게 탈 뿐만 아니라 경우에 따라서는 간에 큰 해독을 끼쳐 급성간염이 생기기도 하고 당뇨, 알러지 피부염, 위염, 위궤양 등을 일으키기도 한다. 그러니 평소에 옻을 만지기만 해도 옻을 잘 탄다는 사람은 절대로 옻닭을 해먹지 말아야 할 것이며 그 외 다른 사람들도 옻닭을 해먹기 전에 먼저 자신의 체질을 정확히 알고 나서 선택해야 할 것이다. 특히 간이 좋지 않은 사람들은 자신의 체질에 맞지 않는 옻닭을 해먹고 나서 간장병이 급격하게 악화되어 잘못하면 생명이 위급해지는 경우가 일어나니 주의해야 한다.

	금음	금양	목음	목양	수음	수양	토음	토양
옻닭	××	××	×△	○△	○○	○○	××	××

※ 옻닭이 맞는 체질에서도 다른 체질에서 만큼은 아니더라도 옻을 탄다. 그러므로 굳이 옻을 올라가면서까지 옻닭을 먹을 필요는 없다고 본다. 옻닭이 아니더라도 좋은 효과를 내는 다른 방법이 많이 있기 때문이다.

| 해설 |

옻닭이 자신의 체질적 특성과 잘 맞는 사람이라도 자신의 질병 상태에 따라서는 옻닭을 복용하지 말아야 하는 경우가 많이 있다. 감기, 편도염, 폐렴 같은 균으로 인한 감염질환, 결핵 같은 소모성질환, 간염, 간경화 같은 간장질환 등의 경우에는 옻닭을 복용하지 말아야 하니 체질에 맞는 것이라고 임의대로 복용하지 말고 전문 한의사의 지시대로 따르는 것이 좋다.

11 새우를 먹으면 콜레스테롤이 높아진다?

새우는 어른이나 아이나 즐겨 먹는 식품이지만 새우의 성분 속에 콜레스테롤이 많다는 이야기 때문에 많은 사람들이 새우 먹기를 꺼리고 있다. 고지혈증이나 동맥경화, 고혈압, 중풍 등 성인병이 있는 사람들은 물론이고 지방간이 있거나 비만인 경우에도 마찬가지다. 새우를 많이 먹으면 콜레스테롤이 높아져서 고지혈증이나 기타 성인병이 온다는 말은 사실일까?

새우는 익히 알려져 있듯이 콜레스테롤을 많이 함유하고 있는 식품이다. 그러나 단순히 콜레스테롤을 많이 함유하고 있는 식품이라고 해서 우리의 몸에 흡수되면 콜레스테롤을 높이는 역할을 할 것이라는 추측은 너무나 단순한 생각이다. 예를 들어서 사자나 호랑이 같은 육식동물은 고기를 주로 먹으니 몸 속에 지방질이 많을 것이며 콜레스테롤 같은 것도 높을 것이라는 생각은 옳은 것일까? 그리고 소나 토끼 같은 초식동물은 풀을 주로 먹으니 몸 속에 섬유질 성분이 많고 단백질은 거의 없을 것이며 콜레스테롤 같은 것도 거의 없을 것이라는 생각 역시 옳은 것일까?

그것은 전적으로 틀린 생각이다. 왜냐하면 모든 동식물뿐만 아니라 사람 역시 어떤 성분을 섭취한다고 해서 그 성분이 몸을 구성하는 것이 아니기 때문이다. 어떤 영양분이든 일차적으로 자신이 가진 기의 힘으로 섭취한 성분을 분해, 흡수하고 그것을 재료로 하여 이차적으로 자신에게 필요한 물질로 재생산하는 과정을 거친다. 그렇기 때문에 소같이 단백질을 거의 섭취하지 않고 풀만 먹는 동물도 거대한 단백질 덩어리가 될 수 있는 것이다.

마찬가지로 새우에 콜레스테롤이 많다고 하여 사람이 새우를 많이 먹으면 혈중 콜레스테롤 수치가 높아질 것이라는 생각도 이치에 맞지 않는다. 새우는 나름대로의 기를 가지고 있으므로 음식으로 만들어져 사람의 몸에 흡수되면 그 사람이 가지고 있는 신체적 특성에 따라 새우의 역할이 달라진다. 즉 새우의 기가 새우를 섭취한 사람의 신체적인 특징에 합당하다면(자신의 모자란 부분을 채워준다면) 그 사람은 아무리 많이, 그리고 아무리 오래 새우를 먹어도 건강해질 뿐 콜레스테롤이 높아지거나 성인병이 오는 일은 없을 것이다.

반면에 새우의 기가 새우를 섭취한 사람의 신체적인 특징에 맞지 않다면(자신의 지나친 부분을 더 강하게 하거나 자신의 약한 부분을 더욱 약하게 한다면) 새우는 아주 나쁜 역할을 하게 되어 그 사람은 새우를 먹으면 먹을수록 오장육부의 균형이 파괴되어 콜레스테롤이 높아지고 고혈압, 당뇨, 중풍 등이 발생하게 되는 것이다.

새우는 사람의 몸에 흡수되어 신기능 계통의 무력증과 기능허약을 다스리는 역할을 한다. 그러므로 새우를 먹으면 신기능 계통이 허약한 체질은 건강이 좋아지는 반면 신기능 계통이 과강한 체질은 건강이 나빠지게 되어 있다. 즉 토음체질, 토양체질, 목음체질,

금양체질 들이 새우를 먹으면 자신의 모자란 기가 보충되어 건강이 좋아지고 고지혈증, 고혈압, 중풍 등도 치료, 예방되며 수음체질, 수양체질, 목양체질, 금음체질 들이 새우를 먹으면 자신의 지나친 기가 더욱 지나치게 되어 콜레스테롤이 높아지고 고혈압, 당뇨, 중풍 등이 발생하는 것이다.

　새우를 먹어서 콜레스테롤이 높아지고 고혈압이나 중풍 등의 병에 걸린다는 것은 선천적으로 신기능 계통이 과강한 수음체질, 수양체질, 목양체질, 금음체질의 경우에만 해당된다는 것을 알아두자. 새우를 먹으면 콜레스테롤이 높아진다는 잘못된 믿음 때문에 토음체질, 토양체질, 목음체질, 금양체질 들이 새우를 먹지 않는다면 이 역시 현명하지 못한 일임도 알아두자.

	금음	금양	목음	목양	수음	수양	토음	토양
새우	X	O	O	X	XX	XX	OO	OO

※ 목음체질은 새우를 먹을 때 반드시 익혀서 먹도록 한다. 날로 먹으면 해롭게 작용할 수도 있다.

| 해설 |

※ 각 체질에서 콜레스테롤을 높이는 식품들

1. **금음체질** : 육식(소, 닭, 돼지, 염소, 계란 등), 유제품(우유, 요구르트, 치즈, 버터 등), 기름진 음식(튀긴 음식, 볶은 음식), 견과류(밤, 잣, 호두, 땅콩, 아몬드), 새우, 오징어 등.

2. **금양체질** : 육식(소, 닭, 돼지, 염소, 계란 노른자 등), 유제품(우유, 요구르트, 치즈, 버터 등), 기름진 음식(튀긴

음식, 볶은 음식), 견과류(밤, 잣, 호두, 땅콩, 아몬드) 등.

3. **목음체질** : 푸른잎 채소(배추, 상추, 양배추, 시금치, 신선초, 케일, 쑥 등), 등푸른 생선(고등어, 청어, 참치, 갈치, 멸치, 숭어, 전어 등), 조개류(바지락, 대합조개, 피조개, 모시조개, 개조개, 키조개, 갈매기조개, 재첩, 전복 등), 코코아 등.

4. **목양체질** : 푸른잎 채소(배추, 상추, 양배추, 시금치, 신선초, 케일, 쑥 등), 등푸른 생선(고등어, 청어, 참치, 갈치, 멸치, 숭어, 전어 등), 조개류(바지락, 대합조개, 피조개, 모시조개, 개조개, 키조개, 갈매기조개, 재첩, 전복 등), 코코아, 새우, 낙지, 문어, 오징어 등.

5. **수음체질** : 돼지고기, 계란 흰자, 보리, 팥, 오이, 새우, 굴, 해삼, 게, 오징어, 낙지, 문어, 조개류, 생선회 등.

6. **수양체질** : 돼지고기, 계란 흰자, 보리, 팥, 오이, 새우, 굴, 해삼, 게, 오징어, 낙지, 문어, 조개류, 생선회 등.

7. **토음체질** : 닭고기, 개고기, 염소고기, 사슴고기, 노루고기, 찹쌀, 현미, 감자, 김, 미역, 다시마, 사과, 귤, 카레 등.

8. **토양체질** : 닭고기, 개고기, 염소고기, 사슴고기, 노루고기, 찹쌀, 현미, 감자, 김, 미역, 다시마, 사과, 귤, 카레 등.

140

제3파트 **12** 새우를 먹으면 양기가 좋아진다?

　새우를 먹으면 남자들의 정력이 좋아진다는 말은 오래 전부터 전해 내려오는 말이다. 그런 말이 아무런 근거 없이 저절로 생겨난 말은 아닐 텐데 어떤 사람은 새우를 먹어보니 정말로 정력이 좋아졌다고 하고 어떤 사람은 새우를 많이 먹어도 전혀 정력에 도움이 되지 않고 오히려 몸이 더 무겁고 피곤해졌다고 하는 경우도 있다. 똑같이 새우를 먹어도 사람마다 반응이 서로 틀리게 나오는 이유는 무엇일까?

　새우는 신기능 계통의 무력증과 기능허약을 다스리는 역할을 한다. 신기능 계통이라 함은 신장, 방광, 요도, 생식기(음경, 고환, 자궁, 난소, 나팔관 등) 등을 말한다. 즉 소변을 배설하는 비뇨기와 성 기능을 담당하는 생식기를 합하여 신기능 계통이라고 하는데 새우는 우리의 몸에 흡수되어 그런 신기능 계통의 기를 강하게 만드는 역할을 하는 것이다. 그러므로 신기능 계통의 기능이 약하거나 양기부족, 조루, 발기부전, 양위, 정자수의 부족, 정자활동력의 부족, 불임증, 냉 대하, 월경불순, 월경통, 배란장애, 하혈, 자궁하수 등의 병이 오면 신기능을 강하게 하는 새우를 많이 먹어서 치료에 도움을 받는 경우가 종종 있다.

　그러나 이러한 작용을 하는 새우도 선천적으로 신기능 계통을 과강하게 타고난 체질이 먹게 되면 오장육부의 균형이 파괴되어 기대하는 효과를 볼 수 없을 뿐만 아니라 오히려 건강이 더 나빠지는 결과를 초래한다. 즉 토음체질, 토양체질, 목음체질, 금양체질 등 신기능 계통이 선천적으로 약한 체질들이 새우를 먹으면 자신의 모자라는 신기능 계통의 기가 보충되어 정력도 좋아지고 건강도 좋아지지만 수음체질, 수양체질, 목양체질, 금음체질 등 신기능 계통이 선천적으로 강한 체질들이 새우를 먹게 되면 자신의 지나친 신기능 계통의 기가 더욱 지나치게 되므로 오장육부의 균형이 파괴되어 정력도 더 약해지고 건강도 더 나빠지게 된다.

　새우가 양기를 좋게 한다는 속설만 믿고 무턱대고 새우를 많이 먹었다가 오히려 양기가 더 떨어지고 고지혈증이나 당뇨, 고혈압, 중풍 같은 병에 걸려서 고생하는 경우를 자주 보게 되는데 이는 조심해야 할 사항이다. 특히 아무런 근거 없이 새우의 꼬리 부분이 더 효과가 있다며 새우 꼬리만 일부러 많이 먹는 사람도 있는데 그런 근거 없는 믿음을 가지기 전에 먼저 자신의 체질을 잘 알아야 할 것이다.

 | 해설 |

※ 각 체질에서 양기가 좋아지는 식품

1. **금음체질** : 전복, 조개류, 재첩 등.
2. **금양체질** : 전복, 조개류, 재첩, 새우, 굴, 해삼 등.

3. **목음체질** : 소고기, 개고기, 닭고기, 염소고기, 마, 더덕, 마늘, 밤, 잣, 호두, 장어, 새우, 해삼, 굴, 콩, 은행, 버섯류 등.

4. **목양체질** : 소고기, 개고기, 닭고기, 염소고기, 돼지고기, 마, 더덕, 마늘, 밤, 잣, 호두, 장어, 콩, 은행, 버섯류 등.

5. **수음체질** : 닭고기, 개고기, 염소고기, 노루고기, 양고기, 김, 미역, 다시마, 검은 포도, 찹쌀, 현미, 소고기, 마늘, 양파 등.

6. **수양체질** : 닭고기, 개고기, 염소고기, 노루고기, 양고기, 김, 미역, 다시마, 검은 포도, 찹쌀, 현미 등.

7. **토음체질** : 돼지고기, 새우, 굴, 해삼, 보리, 복어, 오징어, 영지, 전복, 조개류, 재첩 등.

8. **토양체질** : 돼지고기, 새우, 굴, 해삼, 보리, 복어, 장어, 오징어, 영지, 소고기, 재첩, 전복, 조개류 등.

13 현미는 건강에 좋다?

건강에 대하여 관심을 가지고 있는 많은 사람들은 백미보다는 현미로 밥을 지어먹는 것이 건강에 더 좋은 것으로 알고 있다. 백미는 현미보다 먹기가 부드러워 일반인들이 선호하지만 언제부터인가 백미가 건강에 좋지 않다는 인식 때문에 건강에 관심이 많은 사람들은 백미를 멀리하고 현미로 밥을 지어먹고 있다. 백미는 건강에 나쁘고 현미가 건강에 더 좋다는 생각은 맞는 생각일까?

쌀은 그 성질이 평(平)하여 오장육부의 기를 골고루 도와주므로 어느 체질에서나 무난하게 영양분을 공급해주어 안심하고 주식으로 삼을 수 있는 우수한 식품이다. 그러나 쌀 중에서도 쌀의 종류나 가공방법에 따라서 조금씩 그 기가 차이가 나게 된다. 즉 자포니카 종은 점도가 높아서 조금 열성이 있는 반면 인디카 종은 점도가 낮아서 거의 열성이 없다. 열성이 있는 자포니카 종은 우리나라나 일본 그리고 중국 북부 등 조금 추운 지방에서 많이 재배되고 또한 그쪽 지방에서 주식으로 애용되고 있다. 추운 지방에서는 조금 열성이 있어서 몸을 따뜻하게 하여주는 자포니카 종이 냉성인

인디카 종보다 더 알맞은 식량이 되는 것이 당연한 결과이다.

　반면에 인디카 종은 인도나 말레이시아, 인도네시아, 태국, 베트남, 미얀마 등의 동남아 열대지방에서 많이 재배되고 또한 그런 지방에서 주식으로 애용되고 있다. 더운 열대지방에서는 열성이 없는 인디카 종이 더 알맞은 식량이 되는 것이 또한 당연한 결과이다.

　이러한 지역적인 차이 외에도 쌀은 각자의 개인적인 체질에 따라 좋고 나쁜 것이 틀리다. 즉 선천적으로 췌위장의 기능이 과강하여 열을 많이 타고난 토음체질과 토양체질 그리고 금양체질에서는 점도가 높은 찹쌀이나 자포니카 종은 건강에 좋지 않다. 그리고 선천적으로 췌위장의 기능이 과약하여 냉기를 많이 타고난 수음체질과 수양체질, 그리고 목양체질은 점도가 높은 자포니카 종이 건강에 좋다.

　우리나라에서는 예로부터 자포니카 종을 재배하여 주식으로 삼아왔으므로 사람들의 입맛이 자포니카 종에 길들여져 있다. 그래서 입으로 훅 불면 밥알이 멀리 날아가버리는 인디카 종(우리가 안남미라고 알고 있는 것이 인디카 종의 일종)은 냄새도 나고 밥맛도 좋지 않다며 꺼리는 경향이 있다. 그러나 일반적인 우리의 생각과는 달리 영양학적으로는 인디카 종이 자포니카 종보다 더 영양분이 많은 것으로 조사되어 있다. 그리고 서양의 대부분의 나라에서는 자포니카 종보다 인디카 종을 더 즐겨 먹고 있다.

　선천적으로 췌위장의 열이 과다한 토음체질, 토양체질, 금양체질 등에는 우리가 먹고 있는 자포니카 종보다 동남아에서 주식으로 삼는 인디카 종이 사실은 건강에 더 좋다. 그러므로 인디카 종의 냄새와 맛이 그다지 싫지 않은 토음체질, 토양체질, 금양체질들은 인디카 종을 구해 먹을 수 있으면 건강에 좋을 것이다. 옛날에 쌀이 자급자족되지 않던 때에 수확을 많이 하기 위하여 다수확품종개발을 위한 정부차원의 연구가 많이 있었는데 그때 자포니카 종에다가 인디카 종을 교배하여 개발한 것이 예전에 우리나라에서 다수확품종으로 적극 장려되었던 통일벼 계통이다. 그러니 토음체질, 토양체질, 금양체질은 통일벼 계통의 쌀을 구하여 먹어도 좋을 것이다.

그런 쌀을 구하기 어렵고 또한 냄새나 밥맛 때문에 먹기가 꺼려지는 토음체질, 토양체질, 금양체질 등은 우리가 먹는 쌀에다가 위열을 내리는 작용을 하는 보리를 많이 섞어서 밥을 지어 먹으면 건강에 적지 않은 도움이 된다. 그리고 밥을 지을 때에도 압력밥솥 등을 이용하여 찰지게 밥을 지으면 조리과정에서 열을 일으키는 성분이 많이 생성되어 건강에 더 좋지 않으니 압력밥솥 등은 이용하지 않도록 한다.

선천적으로 췌위장의 냉기가 많은 수음체질, 수양체질, 목양체질 등에서는 우리가 많이 먹고 있는 자포니카 종이 인디카 종보다 건강에 좋다. 건강에 더욱 좋은 방법은 우리가 먹는 자포니카 종의 쌀에다가 찹쌀을 넣어서 밥을 지어먹는 것이다. 그리고 밥을 조리하는 과정에서도 압력밥솥 등을 이용하여 밥을 찰지게 하여 먹는 것이 췌위장을 따뜻하게 하는 성분이 많이 생성되므로 건강에 더욱 좋다.

그러면 현미는 어떨까? 현미는 쌀의 외피를 많이 벗겨내지 않은 것으로 쌀의 외피를 벗겨낸 정도에 따라 삼분도쌀, 오분도쌀, 팔분도쌀, 구분도쌀 등으로 부른다. 현미는 쌀의 외피를 백미보다 많이 벗겨내지 않아 외피 부분의 성분을 같이 섭취하게 되는 것이 백미와 틀린 점인데 쌀의 외피에는 위열을 일으키는 성분이 많이 포함되어 있으므로 자연히 현미는 위열을 일으키는 작용이 강하다.

그러므로 선천적으로 위열이 과다한 토음체질과 토양체질 그리고 금양체질에서는 건강에 좋다는 현미가 오히려 오장육부의 균형을 파괴하여 병을 일으키는 원인이 된다. 특히 토음체질과 토양체질 그리고 금양체질 등이 현미를 오래 먹으면 당뇨나 고혈압, 두통, 위염, 위궤양, 십이지장궤양, 알러지 피부염, 알러지 비염 등의 병이 쉽게 오게 된다. 건강을 위한다며 현미를 먹다가 건강에 도움이 되기는커녕 이렇게 자신의 체질에 맞지 않아 여러 가지 병을 얻는 사람들이 적지 않으니 참으로 애석한 일이 아닐 수 없다.

	금음	금양	목음	목양	수음	수양	토음	토양
현미	△	X	O△	O	OO	OO	XX	XX

 | 해설 |

※ 각 체질에 좋은 밥

1. **금음체질** : 일반 쌀에다 자신의 증세에 따라 보리나 찹쌀, 현미를 가한다. 고혈압, 당뇨, 천식, 피부병, 알러지 등의 질환에는 보리를 가하고 저혈압, 설사, 무력증 등의 질환에는 찹쌀이나 현미를 가한다.

2. **금양체질** : 일반 쌀에다가 보리, 팥을 섞는 것이 좋다. 통일벼 계통이나 인디카 종의 쌀을 구하여 먹는다.

3. **목음체질** : 일반 쌀에다가 콩, 밤, 율무, 수수, 조 등을 가하거

나 자신의 증세에 따라 찹쌀, 현미를 가한다.

4. **목양체질** : 일반 쌀에다가 콩, 밤, 율무, 수수, 조 등을 가하거
나 자신의 증세에 따라 찹쌀, 현미를 가한다.

5. **수음체질** : 일반 쌀에다가 찹쌀이나 현미를 넣어서 먹는 것이
좋다. 아니면 전적으로 찹쌀밥이나 현미밥을 해먹
는 것이 더 좋다. 감자를 넣으면 좋다.

6. **수양체질** : 일반 쌀에다가 찹쌀이나 현미를 넣어서 먹는 것이
좋다. 아니면 전적으로 찹쌀밥이나 현미밥을 해먹
는 것이 더 좋다. 감자를 넣으면 좋다.

7. **토음체질** : 일반 쌀에다가 보리, 팥을 넣어서 먹는 것이 좋다.
아니면 전적으로 보리밥을 해먹는 것이 더 좋다.

8. **토양체질** : 일반 쌀에다가 보리, 팥을 넣어서 먹는 것이 좋다.
아니면 전적으로 보리밥을 해먹는 것이 더 좋다.

제3파 14 위장이 좋지 않을 때는 찹쌀밥?

　오랫동안 위장이 좋지 않아서 고생하던 사람이 어떠한 치료에도 효과가 없다가 찹쌀밥을 지어 먹고 나서 위장이 좋아졌다는 이야기를 우리는 가끔씩 듣게 된다. 그러나 똑같이 위장병에 걸렸는데도 찹쌀밥을 지어 먹었더니 효과가 없을 뿐 아니라 오히려 예전보다 증세가 더 악화되었다는 사람도 가끔 있다. 왜 똑같은 위장병에 똑같이 찹쌀밥을 해먹어도 한 사람은 병이 낫고 한 사람은 병이 악화되는 그런 상반된 현상이 일어나는 것일까?

　찹쌀은 위열(胃熱)을 일으키는 역할을 한다. 그 말은 찹쌀의 기는 온열하여 사람의 몸에 흡수되면 췌위장 계통으로 들어가 췌위장의 무력증과 기능허약증을 다스리는 효과가 있다는 것을 말한다. 그러므로 선천적으로 췌위장의 기능을 과강하게 타고난 토음체질과 토양체질 그리고 금양체질 등이 찹쌀밥을 오래 먹으면 그렇지 않아도 과강한 췌위장의 기능이 더욱 항진되어 오장육부의 균형이 더 어긋나게 되므로 건강이 나빠지고 질병이 생기게 된다.

　선천적으로 췌위장의 기능을 다른 장기보다 상대적으로 약하게 타고난 수음체질과 수양체질 그리고 목양체질 등에서는 췌위장의

14
위장이 좋지
않을 때는
찹쌀밥?

149

기능을 활성화시키는 찹쌀밥이 건강에 아주 좋은 역할을 한다. 우리가 주위에서 흔히 들을 수 있는 말, 즉 찹쌀밥을 지어 먹고 나서 오랫동안 고생하던 위장병이 나았다는 말은 이러한 수음체질과 수양체질 그리고 목양체질에 해당되는 말인 것이다.

찹쌀밥뿐만 아니라 찹쌀로 만든 떡인 인절미도 수음체질, 수양체질, 목양체질에서는 위장병의 치료에 좋은 효과를 나타낸다. 인절미를 가지고 다니면서 속이 좋지 않을 때에 수시로 인절미를 꺼내 먹는 사람들도 있는데 이 경우 그 사람이 찹쌀이 몸에 좋은 체질이라면 위장병 치료에 큰 효과를 볼 수 있다.

그러나 찹쌀로 인절미를 해먹더라도 조심해야 할 것이 있는데 그것은 다름 아닌 콩고물의 문제다. 즉 목양체질이라면 인절미에 콩고물을 묻혀서 먹는 것이 맛도 좋고 치료효과도 좋은 방법이 되겠지만 수양체질의 경우에는 콩고물을 묻히지 않고 인절미만 먹는 것이 더 건강에 좋다. 수음체질은 콩고물을 묻혀도 무난한 편이다.

위장이 좋지 않을 때에 인절미를 먹고 나서 더 고생하는 사람은 토음체질, 토양체질, 금양체질 등이다. 목음체질과 금음체질에는 위장병의 상태에 따라서 찹쌀밥과 인절미가 좋을 수도 있고 나쁠 수도 있으니 이때는 섣불리 판단하지 말아야 한다.

토음체질, 토양체질, 금양체질 등은 위장이 좋지 않을 때에는 찹쌀밥도 현미밥두 해롭다. 그런 체질들이 건강을 위한다고 찹쌀밥이나 현미밥을 해먹으면 위장의 상태가 더욱 악화되고 두통이나 알러지 비염, 알러지 피부병 등이 오기 쉬울 뿐 아니라 최악의 경우에는 위암을 일으키는 원인이 되기도 한다. 토음체질, 토양체질, 금양체질 등은 위장이 심하게 나쁠수록 보리를 더욱 많이 섞어서 밥을 지어먹어야 위장병도 낫고 건강도 좋아지게 된다.

	금음	금양	목음	목양	수음	수양	토음	토양
찹쌀밥	△	×	○△	○	○○	○○	××	××

| 해설 |

    금음체질과 목음체질은 찹쌀밥을 신중히 선택해야 한다. 위장병, 피부병, 알러지 질환, 고혈압, 당뇨 등을 갖고 있으면 찹쌀밥을 피하는 것이 좋다.

15 숭늉은 소화를 돕는다?

즐거운 식사를 마친 후에 마시는 한 그릇의 구수한 숭늉은 서양에서 건너온 커피보다 얼마나 정감 있고 건강에 좋은 음료인가? 따뜻하고 구수한 숭늉은 생각만 해도 마음속까지 훈훈해진다. 과식을 했거나 식사 후에 속이 더부룩하여 소화에 부담이 될 때 마시는 숭늉은 불편한 속을 편안하게 풀어주고 소화를 돕는 역할을 한다. 그러나 이렇게 좋은 숭늉도 누구에게나 마냥 좋은 것은 아니다. 숭늉을 많이 마시면 오히려 몸이 더 나빠지는 사람도 있는 것이다. 왜 그럴까?

아시다시피 숭늉이란 솥에서 밥을 짓고 난 후에 생기는 누룽지에다가 물을 부어서 끓인 것이다. 쌀은 성질이 평(平)하여서 원래 오장육부의 기를 고루 도와주는데 반해 누룽지는 쌀의 조리과정에서 받는 열 자극에 의하여 성질이 조금 변하게 된다. 즉 쌀은 한열(寒熱)의 편차가 없는 평한 성질인데 누룽지는 열 자극에 의해 열(熱)한 성질로 바뀌게 되는 것이다. 이는 열에 의해 눌러 붙은 누룽지는 쌀과는 달리 오장육부의 기운을 고루 돋우는 것이 아니라, 췌위장을 주로 도와서 소화기 계통의 무력증과 기능허약증을 치료하는 효능을 가지게 된다는 뜻이다.

숭늉은 누룽지에다 물을 부어서 끓인 것이므로 누룽지의 췌위장을 돕는 열한 기운이 그대로 담겨 있다. 그래서 과식을 하거나 안 좋은 음식을 먹고 나서 소화에 부담이 될 때에 숭늉을 한 그릇 마시면 답답한 속에 큰 도움이 되는 것이다. 옛 사람들이 식사 후에 숭늉을 자주 마셔온 것은 그런 깊은 뜻이 있었던 것이다. 이렇게 숭늉은 췌위장의 활동력을 증가시켜 소화기 계통의 무력증과 기능 허약증을 치료하는 효능이 있다. 그래서 선천적으로 췌위장의 기능을 약하게 타고난 수음체질과 수양체질 그리고 목양체질 등에서는 식사 후에 마시는 한 그릇의 숭늉이 소화도 돕고 몸도 건강하게 만들어주는 역할을 하게 된다.

그러나 선천적으로 췌위장의 기능을 지나치게 강하게 타고난 토음체질과 토양체질 그리고 금양체질 등이 숭늉을 오랜 기간 많이 마시면 결국 오장육부의 균형과 조화가 파괴되어 소화에 도움이 되기는커녕 오히려 가지고 있던 병이 악화되거나 위염, 위궤양, 십이지장염, 십이지장궤양, 알러지 비염, 부비동염, 알러지 피부염, 당뇨 등에 잘 걸리게 되는 나쁜 결과를 초래한다.

우리가 건강에 좋을 것이라 생각하고 무심코 마시는 한 그릇의 숭늉도 자기의 체질을 모르면 이렇게 병을 일으키는 원인이 되는 것이다. 토음체질, 토양체질, 금양체질 등이 평소에 숭늉 마시기를 즐기면 소화기 계통의 질병이나 알러지 질환에 잘 걸리게 된다. 그리고 질병이 있는 중에도 숭늉을 많이 마시게 되면 그 질병이 잘 낫지 않고 오래가게 된다. 그러니 음료수나 차를 마실 때에도 자기의 체질을 정확히 알고 건강에 도움이 되는 것으로 마셔야 좋을 것이다.

	금음	금양	목음	목양	수음	수양	토음	토양
숭늉	△	X	O△	O	OO	OO	XX	XX

| 해설 |

※ 각 체질에 좋은 차

1. **금음체질** : 녹차, 레몬차, 모과차, 솔잎차, 코코아 등.

2. **금양체질** : 레몬차, 모과차, 솔잎차, 코코아 등.

3. **목음체질** : 둥글레차, 율무차, 오미자차 등.

4. **목양체질** : 칡차, 결명자차, 율무차, 오미자차, 둥글레차, 커피 등.

5. **수음체질** : 숭늉, 옥수수차, 생강차, 대추차, 인삼차, 꿀차, 당귀차 등.

6. **수양체질** : 숭늉, 옥수수차, 생강차, 대추차, 인삼차, 꿀차, 당귀차 등.

7. **토음체질** : 감잎차, 보리차, 구기자차, 녹차 등.

8. **토양체질** : 감잎차, 보리차, 구기자차 등.

154

16 암에는
버섯(상황, 영지, 아가리쿠스)이 좋다?

버섯은 종류가 다양하다. 크게 분류하면 우리가 먹을 수 있는 식용버섯과 식용으로 먹지는 못하지만 약으로 쓸 수 있는 약용버섯 그리고 독성분이 많아서 식용이나 약용으로 쓸 수 없는 독버섯 등으로 나눌 수 있다. 여기서는 약용버섯에 대하여 알아보자.

약용버섯에는 영지버섯, 운지버섯, 상황버섯, 아가리쿠스 등이 있다. 이러한 약용버섯은 피로회복과 원기를 돕는 데 효과가 좋다고 알려져 있고 특히 상황버섯과 아가리쿠스는 암에도 효과가 뛰어나다고 알려져 있다. 그런 말은 사실일까?

암에 걸린 사람들은 지푸라기라도 잡는 심정으로 여러 가지 민간약이나 특효약을 찾게 되는데 버섯도 흔히 선택되는 품목이다. 예전에는 영지버섯과 운지버섯 등이 많이 쓰였지만 요즘에는 상황버섯과 아가리쿠스 등이 사람들의 주목을 받고 있다.

많은 암 환자들이 버섯을 선택하여 달여 먹고 있지만 버섯으로 암이 치료되는 경우는 알려진 것보다 드문 편이다. 가끔 버섯을 먹고 나서 암이 완치되었다거나 암의 치료에 큰 효험을 보았다고 하는 사람이 있는데 이런 경우는 암에 걸린 사람의 체질에 버섯이 이로운 경우다. 버섯이 해로운 체질인 경우에는 비싼 버섯을 달여 먹는 것이 암의 진행을 촉진시킬 뿐이다.

즉 암에 걸렸어도 자신의 체질에 버섯이 이롭다면 버섯의 복용이 암의 치료에 도움이 되는 반면 자신의 체질에 버섯이 해롭다면 암의 치료에 도움은커녕 고통을 더욱 심하게 하고 생명을 더욱 단축시키는 결과만 초래할 뿐이다. 왜 그럴까?

약용버섯이든 식용버섯이든 모든 버섯 종류는 폐와 대장의 기능을 돕는 역할을 한다. 그러므로 선천적으로 폐와 대장의 기능을 지나치게 강하게 타고난 금음체질과 금양체질 그리고 수양체질과 토음체질 등이 버섯을 과도하게 먹게 되면 오장육부의 균형과 조화가 파괴되어 여러 가지 질병이 생긴다. 반면에 선천적으로 폐와 대장의 기능을 약하게 타고난 목음체질과 목양체질 그리고 수음체질과 토양체질 등이 버섯을 먹게 되면 오장육부의 균형과 조화가 이루어져 건강이 좋아지게 된다.

암 환자에게도 마찬가지다. 버섯은 폐와 대장의 기능을 돕으므로 폐, 대장의 기능이 과강한 금음체질, 금양체질, 수양체질, 토음체질 등의 암 환자가 버섯을 먹게 되면 건강이 더욱 나빠지고 암의 진행이 촉진될 뿐 아니라 힘이 빠지고 더 심한 통증에 시달리게 된다. 반면에 폐, 대장의 기능이 과약한 목음체질, 목양체질, 수음체질, 토양체질 등의 암 환자가 버섯을 먹으면 오장육부의 균형과 조화가 이루어져 암과 싸우는 여러 면역기능이 향상되고 힘이 생기며 암으로 인한 통증도 훨씬 줄어든다. 그러다보면 가끔 암을 극복하는 사람도 나오게 된다.

물론 목음체질, 목양체질, 수음체질, 토양체질 등의 암 환자가

156

버섯만 먹는다고 암이 치료될 리는 없을 것이다. 버섯 외에도 자기의 체질에 좋은 것을 많이 섭취하고 자기 체질에 해로운 것은 철저히 피해야만 암을 이길 수 있다. 암이라는 선고를 받고도 굴하지 않고 투병하여 병을 이긴 사람들은 예외 없이 자기 체질에 맞는 식품과 약을 많이 섭취하고 해로운 것들을 피한 사람들이다.

암은 자신의 체질에 해로운 것을 오랫동안 많이 섭취했거나 자신에게 극히 해로운 감정을 심하게 품었을 때, 또 암을 일으키는 여러 인자에 노출되었을 때 오장육부의 균형과 조화가 극도로 파괴되어 발생한다. 암이 발생할 정도로 파괴된 오장육부의 균형과 조화를 원래대로 복구시키기란 여간 어려운 일이 아니다. 그러나 때가 너무 늦기 전에 자신의 체질을 정확히 알아내어 그에 따른 치료와 식이요법을 병행하고 자신에게 해로운 감정을 다스리며 체질과 병에 맞는 물을 마신다면 완치가 불가능한 것만은 아닌 것이 암이란 병이다.

암에 걸렸다고 이 버섯, 저 버섯을 허둥지둥 먹을 것이 아니라 먼저 자신의 체질을 정확히 아는 것이 중요하다. 암에 걸렸을 때 버섯을 많이 먹는 것은 일본에서 주로 시행하는 민간요법이다. 일본은 육식을 거의 하지 않고 생선과 해산물을 많이 먹는 그들의 식생활 습관 때문에 목음체질과 목양체질이 암에 많이 걸리게 되어 있다. 그 때문에 일본에서는 암에 걸린 사람들 중 버섯을 먹고 회복되는 경우가 드물지 않게 있는 것이다. 그런 이유를 헤아릴 줄 모르고 무분별하게 아무 버섯이나 먹어 암으로 인한 통증을 더욱 심하게 하고 생명을 단축시키는 어리석은 일은 없어야 할 것이다.

암은 치료도 중요하지만 미리 예방하는 것이 더 중요하다고 할 수 있다. 우리 주위에는 암에 걸린 사람들이 너무나 많다. 그들은 병원에 가서 이런저런 검사 끝에 의사로부터 '무슨 암입니다' 라는 진단 결과를 통보받는다. 그러나 '내가 왜 암에 걸렸습니까?' 하는 질문에는 누구에게도 적당한 답을 듣지 못한다. 정확히 이야기 하자면 암에 걸리는 이유는 아무도 모른다는 생각 때문에 아예 그런 질문은 하지도 않는 것이 현실이다.

암의 예방은 자신의 체질을 정확히 아는 데 있다. 그러니 자신의 체질을 정확히 알고 그에 따라 생활을 한다면 평생 암 뿐만 아니라 다른 나쁜 병에도 걸리지 않게 되는 것이다.

	금음	금양	목음	목양	수음	수양	토음	토양
버섯류	××	××	○○	○○	○	×	×	○

| 해설 |

느타리버섯, 송이버섯, 표고버섯 등 식용으로 먹는 버섯도 폐와 대장의 기운을 돕우는 역할을 한다. 그러므로 목음체질, 목양체질, 수음체질, 토양체질 등에서는 여러 가지 버섯으로 반찬을 만들어 먹으면 건강이 좋아진다. 영지버섯은 다른 버섯과는 조금 달리 위열을 내리는 작용이 강해서 토양체질에 더욱 좋다.

17 장어를 먹으면 양기가 좋아진다?

생긴 모양이 그럴듯 해서일까? 남자들은 양기와 정력에 효과가 좋다며 장어를 즐겨 먹는다. 그러나 장어를 먹고 나서 힘이 난다거나 양기가 좋아졌다고 말하는 사람이 있는 반면 아무리 먹어도 전혀 반응이 없다고 말하는 사람도 있다. 그리고 좋은 반응은 커녕 오히려 몸이 나빠지고 병이 생겼다고 말하는 사람도 있다. 다같이 장어를 먹었는데 왜 이렇게 사람마다 서로 틀린 다양한 반응이 일어나는 것일까?

장어는 사람의 몸에 흡수되어 폐와 대장의 허약과 기능무력증을 다스리는 역할을 한다. 그러므로 선천적으로 폐와 대장의 기능을 약하게 타고난 목음체질, 목양체질, 수음체질, 토양체질 등에는 장어가 좋은 효과를 내는 식품 겸 약이 되지만 선천적으로 폐와 대장의 기능을 과강하게 타고난 금음체질, 금양체질, 수양체질, 토음체질 등에서는 장어가 아무런 효과를 내지 못한다. 이러한 금음체질, 금양체질, 수양체질, 토음체질 등에서는 장어를 많이 먹으면 도리어 큰 병을 일으키는 원인이 되기도 한다.

장어가 맞지 않는 체질이 장어가 정력에 좋다는 속설만 믿고 오래 복용한 뒤 피부병, 위장병, 당뇨가 생기거나 혈압이 오르고 양기가 고갈되는 여러 가지 부작용을 경험하는 것을 우리는 주위에서 가끔 볼 수 있다.

민물장어는 자연산과 양식한 것으로 나눌 수 있는데 자연산은 양식한 것에 비해 기가 강하다. 그러므로 장어가 이로운 체질에는 양식 장어보다 자연산 장어가 당연히 더 좋은 효과를 내게 마련이다. 그러나 장어가 해로운 체질에서는 자연산 장어가 양식 장어보다 더 해로우니 조심해야 한다.

바다장어는 민물장어보다 기가 약하지만 그래도 장어의 효능은 가지고 있다. 장어가 몸에 맞는 체질에서도 가끔씩 바다장어를 회로 먹고 나서 배탈이나 식중독을 일으키는 사람이 있는데 그 이유는 바다장어의 특성에 기인한다. 즉 바다장어는 신선한 고기는 먹지 않고 썩은 고기만 먹기 때문에 바다장어의 내장에 있는 부패한 내용물에서 식중독을 일으키는 균들이 번식하여 사람의 몸에 그대로 섭취되기 때문이다. 그러므로 바다장어를 먹을 때는 그런 식중독을 예방하는 차원에서 반드시 익혀 먹도록 해야겠다.

장어뿐만 아니라 우리들이 흔히 접하는 미꾸라지, 메기 등도 장어와 같이 폐와 대장의 허약을 돋우는 효능을 가지고 있다. 그러므로 추어탕이나 메기탕 등도 목음체질, 목양체질, 수음체질, 토양체질 등에는 좋은 식품 겸 약이 되지만 금음체질, 금양체질, 수양체질, 토음체질 등에는 건강을 해치는 음식이 됨을 알아아겠다.

	금음	금양	목음	목양	수음	수양	토음	토양
장어	××	××	○○	○○	○	×△	×△	○

160

| 해설 |

　　장어국과 추어탕 등은 목음체질, 목양체질, 수음체질, 토양체질에 좋은 식품이다. 장어국과 추어탕 등을 끓일 때에는 목음체질과 목양체질의 경우에는 숙주나물, 콩나물, 도라지, 무, 당근, 양파, 파, 마늘 등 뿌리채소를 넣고 끓여야 더 좋다. 수음체질의 경우에는 양파, 파, 마늘, 생강, 후추, 고추 등을 많이 넣으면 좋고 토양체질의 경우에는 미나리, 배추, 양배추, 시금치, 콩나물, 숙주나물, 도라지, 당근 등을 넣으면 좋다.

18 조개(전복)는 정력식품이다?

정력을 강하게 하거나 양기를 좋게 한다는 식품은 여러 가지가 알려져 있다. 그중에는 조개 종류와 전복 등도 포함되는데 조개 종류와 전복은 어떠한 이유로 정력을 강하게 하고 양기를 좋게 하는 것으로 알려지게 된 것일까? 입방아찧기 좋아하는 사람들은 조개의 생김새가 여성의 상징이므로 그런게 아니냐고 말하지만 그것은 전혀 이치에 맞지 않는 이야기다.

조개 종류와 전복 등은 차갑고 수압이 높은 물 속에서 살아가는 생활환경 때문에 상당히 차가운 성질을 가지고 있다. 그리고 지방질이 거의 없어서 간과 담낭에 부담을 주는 요소가 전혀 없으므로 간과 담낭의 기를 돋우는 역할을 한다. 즉 조개 종류와 전복 등은 사람의 몸에 흡수되면 간담낭 계통과 신방광 계통에 들어가서 해당 장기의 무력증과 기능허약증을 다스리는 효과가 있는 것이다.

간담낭 계통을 약하게 타고난 체질은 금음체질과 금양체질이다. 그리고 신방광계통을 약하게 타고난 체질은 토음체질과 토양체질이다. 그러므로 조개 종류와 전복 등은 금음체질과 금양체질 그리고 토음체질과 토양체질 등에서는 아주 좋은 역할을 하게 되지만 반대로 간담낭계통을 과강하게 타고난 목음체질과 목양체질 그리고 신방광계통을 과강하게 타고난 수음체질과 수양체질 등에서는 오장육부의 균형과 조화를 파괴하여 아주 좋지 않은 작용을 하게 된다.

이와 같은 원리로 금음체질, 금양체질, 토음체질, 토양체질들이 조개 종류와 전복 등을 먹게 되면 몸도, 정력도 좋아지는 효과가 나타나는 것이고 목음체질, 목양체질, 수음체질, 수양체질들은 오히려 정력도 떨어지고 피로를 많이 느끼며 소화장애나 배탈 등이 나기 쉬운 것이다. 그리고 최악의 경우에 간경화나 간암 등을 일으키는 원인이 되기도 한다.

바다조개가 아닌 민물조개(재첩, 백합조개 등)도 마찬가지의 효능을 지닌다. 우리 주위에서 재첩 등 민물조개를 많이 먹은 뒤 병이 나았다는 사람들은 금음체질과 금양체질이다. 그런 체질들은 평소 바다조개나 민물조개를 먹으면 몸이 튼튼해지고 정력도 좋아지는 효과가 있을 뿐만 아니라, 병이 난 뒤 바다조개와 민물조개를 많이 먹으면 병이 치료되기도 한다.

바다조개는 바지락, 피조개, 개조개, 모시조개, 키조개, 갈매기조개, 대합조개 등 종류가 많다. 일반적으로 피조개가 정력을 돋우는 데 좋다고 많이 알려져 있으나 체질만 맞다면 다른 조개들도 같은 효과가 있다. 바다조개 중에서도 홍합은 그 성질이 틀리므로 구별해야 한다. 전복은 맞는 체질이 먹으면 그 효과가 뛰어나므로 경제적인 여유만 있다면 사먹는 것이 좋다. 그렇지만 비싼 전복 대신 다른 값싼 조개 종류를 먹어도 되므로 굳이 전복만을 고집할 필요는 없다.

조개 종류와 전복 등이 남자의 정력과 양기를 돋운다는 말은 잘 못된 것이며 자기의 체질에 맞는다면 여자에게도 좋은 것이다. 그러므로 금음체질, 금양체질, 토음체질, 토양체질의 여성이 불임증, 월경불순, 월경통, 피로, 무기력 등이 있을 때 조개 종류와 전복 등을 먹는다면 좋은 효과를 볼 수 있을 것이다.

	금음	금양	목음	목양	수음	수양	토음	토양
조개, 전복	○○	○○	××	××	××	××	○○	○○

 | 해설 |

※ 각 체질에 있어서 양기를 돋우는 식품

1. **금음체질** : 전복, 재첩, 조개류, 바다가재 등.

2. **금양체질** : 전복, 재첩, 조개류, 새우, 해삼, 굴 등.

3. **목음체질** : 소고기, 개고기, 닭고기, 홍화씨, 마, 더덕, 장어, 마늘, 새우, 해삼, 굴, 버섯류 등.

4. **목양체질** : 소고기, 개고기, 닭고기, 치즈, 버터, 호두, 마, 더덕, 장어, 마늘, 버섯류 등.

5. **수음체질** : 닭고기, 염소고기, 오리고기, 양고기, 노루고기, 마늘, 참깨, 장어 등.

6. **수양체질** : 닭고기, 염소고기, 오리고기, 양고기, 노루고기, 마늘, 참깨 등.

7. **토음체질** : 돼지고기, 새우, 굴, 해삼, 장어, 전복, 재첩, 조개류, 들깨 등.

8. **토양체질** : 돼지고기, 새우, 굴, 해삼, 장어, 전복, 재첩, 조개류, 들깨, 마, 버섯류 등.

19 뱀탕은 정력제다?

제3부

몸에 좋은 것이라면 무엇이든 먹는 사람들은 아무리 혐오스런 것이라도 잘 먹는다. 그것도 억지로 먹는 것이 아니라 먹고 난 후의 효과를 기대하며 정말 기분 좋게 그리고 맛있게 먹는다. 뱀탕도 그런 것들 중의 하나이다.

뱀은 혐오스런 동물로 인식되어 있기 때문에 먹기가 결코 쉽지 않지만 뱀의 효능을 기대하는 사람들은 먹기를 마다하지 않는다. 그 외에도 중병에 걸린 사람들이 혹시라도 병의 치료에 도움이 될까 하는 희망을 가지고 먹기 싫은 뱀을 억지로 먹는 경우도 있다. 이렇게 뱀을 먹은 뒤 다행히 병의 치료와 건강의 증진에 도움이 된 사람들도 있지만 도움은커녕 뱀을 먹고 난 후 오히려 건강이 나빠지거나 병이 더 악화되는 사람들도 많이 있다. 왜 그럴까?

뱀은 우리의 몸에 흡수되면 폐와 대장의 기능을 돋우는 역할을 한다. 즉 뱀은 폐와 대장의 무력증과 기능허약증을 치료하는 효과가 있는 것이다. 그러므로 선천적으로 폐와 대장의 기능을 약하게 타고난 목음체질, 목양체질, 수음체질, 토양체질 등에서는 뱀이 건강도 좋게 하고 정력도 강하게 하는 효과가 나는 것이지만 선천

19
뱀탕은
정력제다?

165

적으로 폐와 대장의 기능을 과강하게 타고난 금음체질, 금양체질, 수양체질, 토음체질 등에서는 건강도 해치고 정력도 약하게 만드는 결과를 초래한다. 그런 이유 때문에 다같이 뱀을 먹고 나서도 어떤 사람은 질병 치료와 건강 증진에 도움을 받지만 어떤 사람은 오히려 병이 악화되고 건강이 더 나빠지는 것이다. 뱀은 보통 뱀탕으로 만들어 복용하게 되는데 간혹 날로 먹는 사람들도 볼 수 있다. 그러나 뱀을 날로 먹을 경우 기생충 감염 위험이 높으므로 건강상의 이유로 뱀탕을 먹을 때에는 반드시 탕으로 만든 것을 먹어야 한다.

일반적으로 뱀탕은 구렁이로 만든 것이 제일 효과가 좋은 것으로 알려져 있는데 그 이유는 구렁이로 만든 뱀탕이 다른 뱀으로 만든 것보다 폐대장의 허약한 기운을 돋우는 효과가 강하기 때문이다.

독사는 일반 뱀과는 그 성질이 다르므로 구별하여 사용해야 한다. 독사는 열성이 많으므로 사람의 몸에 흡수되면 췌위장의 무력증과 기능허약증을 다스리는 효능이 있다.

그러므로 췌위장의 기능을 약하게 타고난 수음체질과 수양체질의 경우에는 독사탕이 병도 낫게 하고 정력도 강화시키는 좋은 효과를 나게 하지만 췌위장의 기능을 과강하게 타고난 토음체질과 토양체질의 경우에는 독사탕이 정력을 약하게 하는 것은 물론, 중풍, 고혈압, 당뇨, 위염, 위궤양, 십이지장염, 십이지장궤양, 알러지 피부염, 알러지 비염 등을 일으키는 원인이 되니 조심해야 할 것이다.

	금음	금양	목음	목양	수음	수양	토음	토양
뱀탕	××	××	○○	○○	○	×△	×△	○△
독사탕	××	××	△	○△	○○	○○	××	××

 | 해설 |

※ 각 체질에 있어서 양기를 돋우는 약들

1. **금음체질** : 모과, 미후도, 오가피, 송화 등.

2. **금양체질** : 모과, 미후도, 오가피, 송화, 구기자, 산수유 등.

3. **목음체질** : 녹용, 건율, 산약, 맥문동, 오미자, 길경, 원육, 해구신 등.

4. **목양체질** : 녹용, 갈근, 건율, 산약, 맥문동, 길경, 해송자, 인삼, 꿀 등.

5. **수음체질** : 인삼, 꿀, 로얄제리, 백하수오, 당귀, 황기, 육계, 부자, 녹용 등.

6. **수양체질** : 인삼, 꿀, 로얄제리, 백하수오, 당귀, 황기, 육계, 부자 등.

7. **토음체질** : 숙지황, 구기자, 산수유, 강활, 독활, 택사, 백복령, 모과, 해구신 등.

8. **토양체질** : 숙지황, 구기자, 산수유, 강활, 독활, 택사, 백복령, 산약, 해구신 등.

제3파 20 육식을 하면 콜레스테롤이 높아진다?

언제부터인가 콜레스테롤이란 것이 사람들 사이에 공포의 대상이 되었다. 이렇게 콜레스테롤이란 것이 사람들을 두려움에 떨게 한 것은 1949년에 시작된 프레밍엄 연구(Framingham Study : 미국에서 실시한 보건의료에 관한 대규모 연구 조사)에서 총 콜레스테롤 수치와 10년 간의 심혈관질환의 발생률 사이에 정비례관계가 있다는 연구결과가 나옴으로써 시작되었다.

혈중 콜레스테롤은 크게 두 가지로 대별할 수 있는데, LDL-cholesterol과 HDL-cholesterol이다. LDL-cholesterol은 인체에 해로운 것으로 여겨지는데 콜레스테롤을 말초조직, 특히 혈관에 침착시키는 기능이 있고, HDL-cholesterol은 인체에 이로운 것으로 콜레스테롤을 말초조직에서부터 간으로 운반하여 혈관의 콜레스테롤 침착을 감소시키는 기능을 한다.

혈중 콜레스테롤 수치란 혈액 속의 지질비율을 말하는데 학자마다 조금의 이견이 있으나 대략 125~250mg/dL 정도를 정상범위로 잡고 있다. 이 범위를 넘는 수치를 우리는 고지혈증이라고 한다.

고지혈증은 동맥경화, 심장마비, 협심증, 중풍 등을 일으키는 원인이라 하여 사람들은 지극히 조심하고 있다. 그리고 지방질이 많은 음식을 먹으면 고지혈증이 된다고 하여 많은 사람들이 육식을 비롯한 지방질이 많은 음식을 멀리하고 있다. 이것은 맞는 생각일까? 그렇다면 지방질을 거의 섭취하지 않는 초식동물들의 혈액 속의 지방질이나 기타 조직 안의 지방질은 어디서 어떻게 온 것일까? 의문이 아닐 수 없다.

사람 몸 안의 단백질은 외부로부터 섭취한 단백질로 만들어진 것이며 지방질도 외부로부터 섭취한 지방질로 만들어진 것이라는 생각은 아주 합리적인 것 같지만 틀린 생각이다. 그것은 소 같은 초식동물은 지방질을 거의 섭취하지 않고 풀만 먹는데도 몸 속에 충분한 양의 지방질과 단백질을 보유하고 있는 것만 보아도 금방 알 수 있다.

생물은 어떤 명령(지능, 기)에 의하여 생명현상이 이루어지게 된다. 모든 생물은 외부로부터 들어온 영양분을 분해하여 자신에게 필요한 물질로 재창조하는 능력을 가지고 있다. 그런 능력에 의해 생물들은 자신의 생명현상을 영위해나가는 데 필요한 에너지를 얻게 되는데 이렇게 자신에게 필요한 물질을 재창조하는 시스템(체계, 기)에 아무런 문제가 없으면 몸 속에는 해로운 물질이 생기지 않는다. 그러나 자신에게 필요한 물질을 재창조하는 시스템에 어떤 문제가 생기면 몸 속에는 해로운 물질이 만들어진다.

닭고기를 예로 들어보자. 닭고기가 자신의 체질적 특성에 맞는 수음체질, 수양체질, 목양체질 등에서는 닭고기를 아무리 많이 먹어도 혈중 콜레스테롤 수치가 올라가지 않으며 정상을 유지한다. 그렇지만 닭고기가 자신의 체질적 특성에 맞지 않는 토음체질, 토양체질, 금음체질, 금양체질 등에서는 닭고기를 조금만 먹어도 혈중 콜레스테롤 수치가 올라가서 동맥경화나 고혈압 또는 중풍 등이 쉽게 유발된다.

잎채소를 예로 들면, 금음체질, 금양체질 등에서는 잎채소를 아무리 많이 먹어도 혈중 콜레스테롤 수치가 올라가지 않으며 정상을 유지한다. 그렇지만 잎채소가 자신의 체질적 특성에 맞지 않는 목음체질, 목양체질 등이 잎채소를 많이 먹으면 혈중 콜레스테롤 수치가 올라가서 동맥경화나 고혈압 또는 중풍이 쉽게 유발된다.

이는 인체의 신비한 작용 때문이다. 우리 인체는 살아 움직이는 지능체계이다. 즉 자신의 체질적 특성에 맞는 음식이 들어오면 그것을 자신에게 필요한 물질로 재창조하여 유용하게 쓰지만 자신의 체질적 특성에 맞지 않는 음식이 들어오면 그것을 사용하지 않고 찌꺼기로 처리하여 몸 속의 특정한 부위에 방치해두게 되는데 그렇게 방치해두는 것들 중의 하나가 혈관 내에 존재하는 콜레스테롤이란 물질이다.

우리가 알고 있는 상식과는 달리 고지혈증이란 지방질이 많은 육류를 과다섭취한 결과로 생기는 것이 아니라 자신의 체질에 맞지 않는 음식을 과다섭취한 결과로 생기는 것이다. 지방질이 많이 포함된 음식을 과다하게 섭취하더라도 그 음식이 자신의 체질적 특성에 맞다면 결코 고지혈증은 오지 않는다.

이는 평생 육류를 즐기면서도 고지혈증 없이 건강하게 사는 사람이 많은 반면, 평생 육류나 콜레스테롤이 많이 포함된 음식을 거의 먹지 않은 사람 중에도 고지혈증과 동맥경화, 중풍으로 고생하는 사람이 많다는 것만으로도 쉽게 증명이 된다.

현대의학이 왜 육류를 고지혈증의 원인으로 잘못 보느냐 하는 문제는 서양의 식생활 문화에서 그 해답을 찾을 수 있다. 채식 위

170

주인 우리나라의 음식문화와는 달리 미국이나 유럽 등의 음식문화는 육식 문화이다. 하루 세 끼를 거의 육식만 하는 사회에서는 고지혈증이라는 병이 육식이 이로운 목음체질, 목양체질 등에서는 잘 오지 않고 육식이 해로운 금음체질, 금양체질 등에서 많이 오게 되어 있다. 그러므로 서양의 의사들이 고지혈증에 걸린 환자들을 검진해보면 거의가 육식을 과다하게 한 것이 원인이라는 지극히 당연한 결과가 나오게 되는 것이다.

만일 현대의학의 이론이 우리나라나 일본 등의 나라에서 개발되었더라면 지금쯤은 아마 우리가 알고 있는 것과는 다르게 '고지혈증은 잎채소나 등푸른 생선의 과다섭취 때문에 생긴다'는 것이 기본 상식 중의 하나로 되어 있을 것이다. 왜냐하면 우리나라나 일본 같이 채식을 주로 하는 사회에서 고지혈증에 걸린 사람들을 검진해보면 잎채소나 등푸른 생선을 과다하게 섭취한 것이 원인이라는 결과가 쉽게 도출되어 나오기 때문이다.

육식 위주의 사회인 서양에서 개발된 의학이론을 무비판적으로 받아들이는 것은 삼가야 할 일이다. 현대의학은 정작 제일 중요한 것, 즉 질병이 오는 근본적인 원인을 놓치고 있다. 지방질을 많이 섭취한 결과로 고지혈증이 온다는 잘못된 상식으로 인하여 많은 사람들이 자신의 건강을 위한다고 시행하는 방법들로 말미암아 오히려 건강을 해치는 잘못된 결과를 초래하고 있으니 안타까운 일이 아닐 수 없다.

	금음	금양	목음	목양	수음	수양	토음	토양
소 고 기	××	××	○○	○○	○	×△	×	○
돼지고기	××	××	○△	○△	××	××	○○	○○
닭 고 기	××	××	○○	○○	○○	○○	××	××
개 고 기	××	××	○○	○○	○○	○○	××	××
오리고기	××	××	○△	○○	○○	○○	××	××
사슴고기	××	××	○△	○○	○○	○○	××	××
염소고기	××	××	○△	○○	○○	○○	××	××
양 고 기	××	××	○△	○○	○○	○○	××	××
노루고기	××	××	○△	○○	○○	○○	××	××
고래고기	××	××	○△	○○	○	×△	×	○

※ 고래는 바다에 살지만 어류가 아닌 포유류로서 육지 동물과 같은 성질을 가지고 있다.

※ 육류가 맞는 체질이라도 본인의 장 계통이 약하여 소화에 문제가 있는 경우에는 육식을 하고 나서 잘 체하거나 소화불량이 된다. 이럴 경우에는 육류의 국물(곰탕, 갈비탕 등)만 먹도록 한다.

※ 육류가 맞는 체질이라도 피부병이나 간담 계통의 병이 있을 때는 육식을 하지 말아야 한다.

 | 해설 |

※ 각 체질에서 콜레스테롤을 높이는 음식들

1. **금음체질** : 모든 육류, 기름기 많은 음식, 튀긴 음식, 볶은 음식, 새우, 우유, 계란 노른자, 요구르트, 모든 기름, 장어 등.

2. **금양체질** : 모든 육류, 기름기 많은 음식, 튀긴 음식, 볶은 음식, 우

유, 계란 노른자, 요구르트, 모든 기름, 장어 등.

3. **목음체질** : 푸른잎 채소, 녹즙, 등푸른 생선, 모든 조개류 등.

4. **목양체질** : 푸른잎 채소, 녹즙, 등푸른 생선, 모든 조개류, 새우, 오징어, 낙지, 문어 등.

5. **수음체질** : 돼지고기, 계란 흰자, 보리, 새우, 오징어, 모든 조개류, 잉어, 가물치, 들기름 등.

6. **수양체질** : 돼지고기, 계란 흰자, 보리, 새우, 오징어, 모든 조개류, 잉어, 가물치, 들기름, 장어 등.

7. **토음체질** : 닭고기, 오리고기, 개고기, 염소고기, 양고기, 감자튀김, 참기름, 장어 등.

8. **토양체질** : 닭고기, 오리고기, 개고기, 염소고기, 양고기, 감자튀김, 참기름 등.

파3 21 변비에는 다시마가 좋다?

사람들은 섭취하는 것(먹는 것)의 장애에는 많은 신경을 쓰고 있지만 배설하는 것(대소변)의 장애에는 그다지 신경을 쓰지 않는다. 그러나 몸에 들어오는 것 못지않게 중요한 것이 몸에서 내보내는 것이다. 즉 입이나 식도나 위장의 이상 못지않게 중요한 것이 대장이나 직장, 항문의 이상인 것이다. 이러한 배설기능의 장애 중에서 가장 흔한 것이 바로 변비다.

변비는 무척 고통스런 질병이다. 변비는 아랫배의 불편함이나 통증, 치질이나 항문열상 등을 수반하기도 하고 정신적인 중압감이나 불쾌감을 불러오기도 한다. 또한 심한 변비는 음식의 섭취와 소화에도 지장을 주고 비만과도 관련이 있으며 때로는 체내에서 나쁜 독소를 생성하여 여러 가지 질병을 일으키는 직접 간접적인 원인을 제공하기도 한다.

이렇게 괴로운 변비를 해결하기 위하여 사람들은 많은 방법들을 사용하고 있다. 그중 하나가 다시마를 복용하는 것이다. 다시마는 미끌미끌한 점액성분 때문에 장의 내벽에 윤활작용을 일으켜 대변의 배출을 용이하게 만드는 역할을 한다.

174

그러나 그런 물리적이고 일시적인 다시마의 통변효과만 보고 다시마를 변비에 애용하다가 다른 질병이 생기거나 크게 건강을 해치는 경우도 가끔 생기게 된다. 왜 그럴까?

다시마는 그 성질이 온열하여 사람의 몸에 흡수되면 췌위장에 들어가 췌위장의 무력증과 기능허약증을 다스리게 된다. 그러므로 췌위장의 기능을 선천적으로 약하게 타고난 수음체질과 수양체질 그리고 목양체질에게는 다시마가 좋은 식품이 되지만 췌위장의 기능을 선천적으로 과강하게 타고난 토음체질과 토양체질 그리고 금양체질에게는 다시마가 건강을 해치는 나쁜 식품이다.

특히 토음체질과 토양체질이 다시마를 많이 섭취하면 대머리와 백발이 되기 쉬우며 위염, 위궤양, 십이지장염, 십이지장궤양, 두통, 알러지 피부염, 알러지 비염, 당뇨, 고혈압 등을 일으키는 원인이 되기도 한다. 금양체질에게도 다시마는 위장병과 알러지 질환의 원인을 제공한다.

단순히 변비에 효과가 좋다고 다시마를 복용하는 것은 건강을 위한 올바른 방법이 아니다. 수음체질, 수양체질, 목양체질이 다시마를 복용하면 변비도 나아지고 건강도 좋아지는 이중 효과를 보겠지만 토음체질, 토양체질, 금양체질이 다시마를 복용하면 변비 증세는 일시적으로 나아지더라도 몸의 건강은 더 나빠지게 되니 조심해야 할 것이다.

	금음	금양	목음	목양	수음	수양	토음	토양
다시마	△	X	O△	O	OO	OO	XX	XX

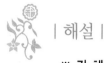

| 해설 |

※ 각 체질의 변비에 효과가 좋고 건강도 좋아지는 것

1. **금음체질** : 메밀, 배추, 상추, 양배추, 신선초, 케일, 청포도, 오이, 키위 등.

2. **금양체질** : 메밀, 배추, 상추, 양배추, 신선초, 케일, 청포도, 오이, 키위, 참외 등.

3. **목음체질** : 무, 당근, 마, 우유, 요구르트, 잣, 콩, 땅콩, 배, 홍화씨기름 등.

4. **목양체질** : 무, 당근, 마, 우유, 요구르트, 잣, 콩, 땅콩, 배, 호두기름 등.

5. **수음체질** : 현미밥, 컴프리, 미역, 다시마, 마늘, 시금치, 참기름, 사과, 검은 포도, 우유 등.

6. **수양체질** : 현미밥, 컴프리, 미역, 다시마, 마늘, 시금치, 참기름, 사과, 검은 포도 등.

7. **토음체질** : 보리밥, 식전 냉수, 들기름, 오이, 자극성 없는 채소류, 바나나, 참외, 케일 등.

8. **토양체질** : 보리밥, 식전 냉수, 들기름, 오이, 자극성 없는 채소류, 바나나, 참외, 우유 등.

제3부 22 간장병에는
푸른잎 채소가 좋다?

우리나라 사람들은 다른 나라 사람들에 비해 유독 간장 계통의 병이 많다. 간염도 많을 뿐 아니라 간경화나 간암도 상당히 많은 편이다. 건강을 위해서라면 몸에 좋다는 것은 무엇이든 가리지 않고 먹는 우리나라 국민들 사이에 간장병이 많다는 것은 시사해주는 바가 크다.

모든 약물의 독소는 인체 내에 흡수되면 간에서 해독을 하게 된다. 독소뿐만 아니라 자신의 체질에 맞지 않는 음식물의 성분도 간에서 분해, 해독하는 과정을 거치게 되는데 그 해독해야 할 양이 너무 많으면 간은 무리를 하게 되어 탈이 날 수밖에 없다. 우리나라 사람들은 자신의 체질에 맞지 않는 인삼, 녹용, 녹즙, 개소주, 흑염소, 장어, 곰국, 여러 건강식품 등을 너무 많이 먹고, 양약도 약국에서 구입하여 함부로 남용하고 있으므로 간장에 병이 오지 않을 수 없는 상황을 자초하고 있는 것이다.

몸을 돋우는 모든 약이나 건강식품은 자신의 체질을 알고 그 체질에 맞게 쓰면 건강에 도움이 되지만 자신의 체질을 모르고 쓰면 오히려 몸을 해치는 독약이 된다. 물론 술이나 과로 등도 간장병의 원인이 되는 것이 사실이지만 전체적으로 보면 이렇게 자신의 체질에 맞지 않는 보약이나 건강식품이 간에 해독을 끼쳐서 병이 오는 경우가 더 많다고 하겠다. 술도 많이 마시지 않고 특별히 과로도 하지 않는 많은 사람들이 간장병으로 고생하는 것도 바로 그런 이유 때문이다.

사람들은 간염, 간경화, 간암 등의 병에 걸리면 병원이나 기타 의료기관을 찾아간다. 그런 곳에서 진단을 받고 열심히 치료를 받아보아도 별로 신통한 효과를 얻지 못하게 되면 많은 환자들이 결국 민간요법이나 다른 건강법을 찾는다. 그렇게 민간요법을 찾는 환자들 중에서는 푸른잎 채소를 갈아 마시는 사람의 비율이 상당히 높은 편인데 거기에는 그럴 만한 이유가 있다. 즉 푸른잎 채소를 갈아 마셔서 간장병이 낫고 건강이 좋아지는 체질이 상당수 있기 때문에 그런 것이다.

금음체질과 금양체질은 술, 과로, 체질에 맞지 않는 음식, 약 등으로 간에 무리가 가서 간장병이 오면 자신의 체질에 해로운 것을 피하고 자신의 체질에 맞는 푸른잎 채소를 많이 섭취해서 병을 호전시킬 수 있다. 그래서 금음체질과 금양체질이 간염, 간경화, 간암 등에 걸렸을 때 푸른잎 채소를 갈아 먹고 병이 호전되거나 낫는 경우가 우리 주위에서 심심찮게 일어나는 것이다.

그러나 금음체질과 금양체질이 푸른잎 채소를 갈아 먹고 간장병에서 회복되는 것을 보고 사람들은 '푸른잎 채소가 간에 좋은 것이구나'라고 잘못 생각하게 된다. 그래서 체질이 다른 많은 간장병 환자들이 엉뚱하게 덩달아 푸른잎 채소를 갈아 먹고 병세가 걷잡을 수 없이 악화되는 안타까운 일들이 도처에서 벌어지고 있는 것이다. 특히 목음체질과 목양체질의 간장병 환자들은 녹즙이 간장병에 좋다는 이야기만 믿고 녹즙을 먹은 뒤 병이 악화되어 생명을 허무하게 잃어버리는 경우가 많은데 이는 정말 조심해야 할 일이다.

푸른잎 채소는 사람의 몸에 흡수되어 간기능 계통의 허약을 돋우는 역할을 한다. 그러므로 간기능 계통을 선천적으로 약하게 타고난 금음체질과 금양체질의 경우에는 푸른잎 채소가 간장병을 치료하는 아주 뛰어난 식품 겸 약이 되는 반면 간기능 계통을 선천적으로 과강하게 타고난 목음체질과 목양체질의 경우에는 푸른잎 채소가 오장육부의 균형과 조화를 파괴하여 간장병을 악화시키는 주된 원인이 된다.

그러므로 간장병이나 기타 건강상의 이유로 케일, 신선초 등을 이용하여 녹즙을 갈아 먹는 사람들은 먼저 자신의 체질을 정확히 알고 난 후에 계속 먹을 것인지의 여부를 결정해야 할 것이다. 간장병 없이 피로나 기타 건강상의 이유로 푸른잎 채소를 먹더라도 그것이 자신의 체질에 맞지 않으면 고지혈증, 동맥경화, 중풍, 자반증, 청색증, 만성피로, 위장병, 알러지 피부병, 건선, 알러지 비염, 부비동염, 과민성 대장염, 피로, 양기부족, 불임증, 간염, 간경화, 각종 암 등의 질병을 일으키게 되니 조심해야 한다.

그런데 푸른잎 채소가 자신의 체질에 맞는 금음체질과 금양체질의 경우에도 실제로 그것을 갈아 먹고 나서 속이 더 안 좋아지는 경험을 자주 하는데 이는 복용방법의 문제이다. 첫째로, 푸른잎 채소를 녹즙기에 넣어서 갈아 먹으면 잎채소의 세포가 파괴되면서 그 성질이 부분적으로 변해 위장에 거부감을 일으키기 쉬운 상태가 된다. 그것은 쌀을 밥으로 지어 먹으면 아무런 거부감이 없지만 가루로 내어 떡으로 만들어 먹으면 속에 부담이 되는 것과 마찬가지 이치다. 둘째로, 푸른잎 채소를 입으로 직접 씹어 먹으면 입 안에서 적당한 크기로 부서지면서 타액과 혼합되어 소화에 부담이 없는 상태로 위장으로 내려가는데 반해 녹즙으로 갈아 마시면 타액과 혼합되지 않고 직접 위장으로 내려가므로 속에 더 거부감을 주게 된다. 사람의 타액에는 여러 가지 성분이 섞여 있는데 소화를 촉진시키는 성분이 상당히 많이 포함되어 있다. 그런데 녹즙을 갈아서 마시면 소화를 돕는 타액의 도움을 거의 받지 못하게 되므로 녹즙을 마신 후에 흔히 속에 부담을 느끼게 되는 것이다.

그러므로 금음체질과 금양체질 등 잎채소가 좋은 체질에서 가장 좋은 잎채소 섭취 방법은 자신의 치아로 직접 씹어서 섭취하는 방법이다. 그렇게 하면 소화에도 좋을 뿐 아니라 악관절에 적당한 운동을 하게 하여 치아건강을 유지할 수 있고 두뇌에도 혈액공급을 원활히 할 수 있으므로 뇌기능 향상에도 도움이 된다.

	금음	금양	목음	목양	수음	수양	토음	토양
푸른잎 채소	○○	○○	××	××	×△	△	○△	△

※ 감기나 기관지염, 폐렴, 비염, 부비동염 등 코와 호흡기 계통의 감염성 질환이 있을 때에는 채소를 날것으로 섭취해서는 안된다. 그런 병이 있을 때에 음식을 날것으로 섭취하면 반드시 증세가 악화된다. 그럴 때에는 반드시 익힌 것을 먹어야 질병의 악화를 막고 치료에 도움을 받을 수 있다. 이는 모든 체질에 관계없이 그러하므로 녹즙이 맞는 체질에서도 위의 병이 들었을 때는 녹즙을 마시지 말고 반드시 익힌 음식만 먹도록 해야 한다.

※ 잎채소가 좋은 체질에서도 반드시 주의해야 할 사항이 있는데 바로 농약의 문제이니. 아무리 잎채소가 좋다고 하여도 농약을 많이 친 잎채소가 좋은 깃은 아니므로 가능하면 유기농법이나 무농약, 저농약법으로 재배한 잎채소를 선택하는 것이 좋다. 조금 벌레가 먹었으면 어떠랴! 벌레가 먹지 못할 정도면 사람도 먹을 수 없다는 것을 기억하자.

| 해설 |

※ 각 체질에서 채소를 사용하여 질병을 치료하고 건강을 유지하는 방법

1. **금음체질과 금양체질** : 신선초, 케일 등 푸른잎 채소를 갈아 먹거나 음식으로 섭취한다.

2. **목음체질과 목양체질** : 당근, 마, 양파, 무, 연근 등을 갈아 먹거나 음식으로 섭취한다.

3. **수음체질과 수양체질** : 감자, 마늘, 양파, 생강(차) 등을 갈아 먹거나 음식으로 섭취한다.

4. **토음체질과 토양체질** : 미나리, 오이 등을 갈아 먹거나 음식으로 섭취한다.

파 3 부 23 간장병에는 굼벵이가 좋다?

예로부터 간장병에 쓰이는 약으로 많은 것이 전해져오고 있는데 굼벵이도 그중 하나이다. 굼벵이는 풍뎅이의 어린 유충을 말하는데 한방에서는 제조(蠐螬)라는 이름으로 불리고 있다. 굼벵이는 초가지붕에 서식하는 것이라서 옛날에 초가지붕이 많았을 때에는 구하기가 쉬웠지만 지금은 초가지붕이 거의 없으므로 구하기가 쉽지 않다. 우리나라에서는 아직까지 초가지붕이 조금 남아 있는 제주도에서나 가끔 볼 수 있다. 그러면 왜 굼벵이란 것이 간장병에 쓰이게 되었을까?

굼벵이는 사람의 몸에 흡수되어 폐기능 계통의 허약을 돋우는 역할을 함과 동시에 대장과 신기능 계통의 허약에도 작용을 한다. 그래서 폐기능 계통을 허약하게 타고난 목음체질과 목양체질에 간장병이나 신장병이 생겨서 몸에 부종이 있을 때에 사용해왔다. 선천적으로 폐기능 계통을 약하게 타고난 목음체질과 목양체질에는 굼벵이가 간장병과 부종을 치료하는 아주 좋은 약이 되지만 폐기능 계통을 과강하게 타고난 금음체질과 금양체질에는 굼벵이가 병을 악화시키는 원인이 된다.

옛날에 우리의 선조들은 육식을 거의 하지 못하는 생활을 했으므로 육식이 몸에 이롭고 채식이 몸에 해로운 목음체질과 목양체질에서 간장병이 많이 발생했다. 그런 이유 때문에 예로부터 우리나라의 전통적인 간장병 치료제는 대부분 굼벵이나 곰국 등 동물성 단백질을 보충해줄 수 있는 동물성 약재들이었다.

육식은 거의 구경조차 못하고 채식만 하던 옛날에 누군가가 간장병이 났다고 한번 가정해보자. 그 시대에 푸른잎 채소로 녹즙을 갈아 먹고 간장병을 치료한다는 것은 불가능한 일임을 누구나 공감할 수 있을 것이다.

그렇지만 미국이나 유럽 등에서는 간장병이 났을 때에 육류의 섭취를 제한하고 푸른잎 채소를 많이 먹게 한다. 육류를 주식으로 하는 나라에서 간장병이 났다는 것은 육식이 해로운 금음체질, 금양체질이 육류를 과다섭취하여 병이 생겼다는 것을 의미하므로 당연히 육류의 섭취를 제한하고 푸른잎 채소를 많이 섭취해야 병이 호전되는 것이다. 그러한 원리를 모르고 무분별하게 서양의학의 이론을 받아들여서는 안될 것이다.

서양의학은 육류를 주식으로 하는 서구에서 육류가 해로운 금음체질, 금양체질들에게 나타나는 질병을 위주로 이론이 성립되고 치료법이 개발된 의학이다. 서양의학의 이론은 우리나라나 일본 등과 같이 채식을 주식으로 하고 푸른잎 채소가 몸에 해로운 목음체질, 목양체질들에게 나타나는 질병이 비교적 많은 나라에는 맞지 않는 내용이 많은데 그런 내용들을 검토나 비판 없이 무조건 받아들이는 것은 하루빨리 시정되어야 한다.

굼벵이는 폐기능 계통을 허약하게 타고난 목음체질과 목양체질의 간염, 간경화, 간암, 신우신염, 사구체신염 등에 쓰는 약이다.

그런 병이 있다고 다른 체질들이 굼벵이를 복용하게 되면 질병이 악화되고 여러 부작용이 따르니 조심해야 한다.

	금음	금양	목음	목양	수음	수양	토음	토양
굼벵이	××	××	○○	○○	○△	×△	×△	○△

※ 간이나 쓸개 계통의 질병은 육류가 맞는 체질이라도 육류의 섭취가 해로운 경우가 많으니 조심해야 한다.

| 해설 |

※ 각 체질에서 간장병이 있을 때 도움이 되는 것

1. **금음체질** : 전복, 재첩, 백합조개, 조개류, 모과, 녹즙 등.
2. **금양체질** : 전복, 재첩, 백합조개, 조개류, 모과, 녹즙, 오이, 새우, 굴, 해삼 등.
3. **목음체질** : 장어, 콩, 호박, 버섯류, 뿌리채소, 배, 굼벵이 등.
4. **목양체질** : 장어, 콩, 호박, 버섯류, 뿌리채소, 배, 굼벵이 등.
5. **수음체질** : 참기름, 다시마, 미역, 검은 포도, 사과, 귤, 우유, 버섯류 등.
6. **수양체질** : 참기름, 다시마, 미역, 검은 포도, 사과, 귤 등.
7. **토음체질** : 보리, 미나리, 복어, 새우, 굴, 해삼, 오이, 참외, 전복, 조개류 등.
8. **토양체질** : 보리, 미나리, 복어, 새우, 굴, 해삼, 오이, 참외, 버섯류 등.

^{제3부}24 위장병에는 감자즙이 좋다?

　위장이 좋지 않아서 소화가 잘되지 않고 속이 쓰리거나 더부룩할 때에 위장병을 치료할 목적으로 흔히들 먹게 되는 것 중의 하나가 생감자즙이다. 그러나 감자즙을 복용하고 나서 위장병이 나아지고 건강이 좋아지는 사람이 있는 반면 오히려 감자즙을 복용하고 나서 위장병이 더 심해지고 건강이 더 안 좋아지는 사람도 더러 있다. 왜 그럴까?

　감자는 그 성질이 온(溫)하여 사람의 몸에 흡수되면 췌위장의 기능허약증과 무력증을 치료하는 효과가 있다. 즉 췌위장의 활동력을 증가시키는 작용을 하는 것이다. 그러므로 췌위장의 기능을 선천적으로 약하게 타고난 수음체질, 수양체질, 목양체질 등이 감자즙을 복용하면 무력해진 위장의 활동력을 활발히 증가시켜 위장병의 치료에 도움이 된다. 그러나 췌위장의 기능을 선천적으로 과강하게 타고난 토음체질, 토양체질, 금양체질 등이 감자즙을 복용하면 췌위장의 열이 과다하게 쌓여 위장병이 더 심해질 뿐 아니라 건강도 더욱 악화되는 결과를 초래한다.

　감자는 땅 속에 있지만 뿌리채소는 아니다. 뿌리채소는 대부분 폐와 대장의 허약을 돕는 기를 가지고 있지만 감자는 췌위장의 허약을 돋우는 기를 가지고 있으니 구별해야 한다. 감자즙은 수음체질, 수양체질, 목양체질에는 좋고 토음체질, 토양체질, 금양체질에는 나쁘다. 그 외에 금음체질과 목음체질의 경우에는 감자즙이 질병의 상태에 따라 좋을 수도 있고 나쁠 수도 있으니 증상을 자세히 살펴본 후에 복용 여부를 결정해야 한다. 또 감자를 요리해서 먹거나 삶아서 먹는 것도 각 체질에 따라 건강에 좋고 나쁜 여부가 틀리다. 토음체질, 토양체질, 금양체질은 가능하면 먹지 않는 것이 좋고 특히 어린 아이들이 좋아하는 기름에 튀긴 감자는 토음체질, 토양체질, 금양체질 뿐 아니라 금음체질에게도 해롭고 비만을 일으키는 원인이 되니 조심해야 한다.

	금음	금양	목음	목양	수음	수양	토음	토양
감자(즙)	△	X	△	O	OO	OO	XX	XX

※ 고구마는 감자와 달리 모든 체질에 해로우니 먹지 않는 것이 좋다.

| 해설 |

※ 각 체질에서 위장병이 있을 때에 치료에 도움이 되는 즙 요법

1. **금음체질** : 양배추즙, 케일즙, 신선초즙 등.

2. **금양체질** : 케일즙, 신선초즙, 미나리즙 등.

3. **목음체질** : 무즙, 당근즙, 양파즙, 연근즙 등.

4. **목양체질** : 미즙, 무즙, 당근즙, 양파즙, 연근즙 등.

5. **수음체질** : 감자즙, 양파즙, 무즙 등.

6. **수양체질** : 감자즙, 당근즙, 양배추즙 등.

7. **토음체질** : 오이즙, 미나리즙, 케일즙 등.

8. **토양체질** : 오이즙, 미나리즙, 케일즙 등.

파트 3 25 결핵에는 개고기가 좋다?

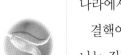

우리나라 국민들의 결핵 유병률은 상당히 높은 편이다. 잘사는 나라에서는 드물다는 질병이 결핵인데 못살지도 않는 우리나라에서 결핵의 유병률이 높다는 것은 무엇을 뜻하는 것일까?

결핵이란 물론 결핵을 일으키는 결핵균에 인체가 감염되어 일어나는 질병이다. 가장 흔하게 일어나는 부위가 폐이지만(폐결핵) 폐가 아닌 몸의 다른 부위도 얼마든지 결핵균에 감염될 수 있다. 결핵균은 공기중에 무수히 떠돌아다니면서 우리가 호흡을 할 때에 공기를 따라 폐에 들어온다. 일상적으로 우리가 호흡하는 공기 중에서도 한 번의 호흡에 평균 약 3마리의 결핵균이 폐에 들어오는 것으로 알려져 있다. 이때 정상인의 경우라면 공기를 따라 들어온 결핵균을 죽일 수 있는 자체 면역력을 지니고 있으므로 다량의 결핵균에 노출되지 않는 한 결핵에 감염될 염려는 없다. 그렇지만 어떠한 이유로 자체 면역력이 약화되어 외부로부터 들어온 결핵균을 자신의 힘으로 죽이지 못할 때에는 균에 감염되어 여러 가지 결핵성 질환이 일어난다.

정상적이어야 할 자체 면역력이 약화되어 병균을 이기지 못하는

25
결핵에는
개고기가 좋다?

187

이유는 무엇일까? 그것은 자신의 체질에 맞지 않는 음식물의 과다 섭취에 원인이 있다. 즉 자신의 체질에 맞는 음식은 면역력과 저항력을 증가시켜 질병에 잘 걸리지 않게 만들어주는 데 비해 자신의 체질에 맞지 않는 음식은 면역력과 저항력을 약화시켜 질병에 잘 걸리게 만드는 것이다.

우리나라 사람들은 몸에 좋은 것이라면 아무것이나 먹고보는 경향이 있어서 일상생활에서 자신의 체질에 맞지 않는 음식과 건강식품들을 너무 많이 접한다. 때문에 대부분의 사람들이 병균에 대한 면역력과 저항력이 상당히 약화되어 있다. 못 살지도 않는 우리나라에서 후진국형 병인 결핵이 아직 많다는 것은 이렇게 사람들이 자신의 체질에 맞지 않는 음식과 건강식품을 무분별하게 복용함으로써 병균에 대한 면역력과 저항력이 약해져 일어나는 당연한 현상이라고 할 수 있다. 특히 인삼은 체질에 맞지 않는 사람이 복용하게 되면 결핵을 불러들이는 지름길이 될 수 있으므로 조심해야 한다.

결핵에 걸리면 사람들은 잘 먹어야 결핵을 이길 수 있다며 여러 가지 영양가 많은 것들을 찾아 먹는다. 곰국, 장어, 흑염소 등을 해먹기도 하고 특히 개고기를 소주로 내어 먹거나 탕으로 만들어 먹기도 한다. 결핵에 걸리면 고단백질을 많이 섭취해야 한다는 생각으로 많이 먹게 되는 개고기는 과연 결핵이란 병에 좋기만 하고 몸에 나쁜 영향은 전혀 없는 것일까?

개고기는 그 성질이 열이 많아서 췌위장의 냉기와 기능허약을 치료하는 역할을 함과 동시에 폐기능의 허약증과 무력증을 다스리는 효과도 있다. 그러므로 선천적으로 췌위장의 냉기를 많이 타고난 수음체질, 수양체질과 선천적으로 폐기능 계통을 허약하게 타고난 목음체질, 목양체질 등에서는 개고기가 몸을 돋우고 결핵 등의 병을 치료하는 우수한 식품 겸 약이 된다. 그러나 선천적으로 췌위장에 열이 많은 토음체질, 토양체질과 폐기능 계통을 과강하게 타고난 금음체질, 금양체질 등에서는 개고기가 병을 치료하는 데 도움이 되기는커녕 질병을 일으키는 원인이 될 뿐이다.

토음체질과 토양체질이 결핵에 걸렸을 때 개고기를 먹게 되면 결핵이 잘 낫지도 않고 췌위장에 과다한 열이 쌓여서 당뇨나 고혈압, 알러지 피부염, 췌장염, 위염, 위궤양, 십이지장염, 십이지장궤양, 췌장암, 위암, 탈모현상 등이 잘 온다.

금양체질이 결핵에 걸렸을 때 개고기를 먹게 되면 결핵이 잘 낫지 않는 것은 물론 췌위장의 과도한 열과 폐기능 계통의 기능과다 현상으로 알러지 피부염, 아토피 피부염, 위염, 간염, 간경화, 간암, 두통, 췌장염, 폐암, 췌장암 등이 잘 오게 된다.

금음체질에서는 결핵에 걸렸을 때 개고기를 먹게 되면 우선 결핵이 낫는 데는 조금 도움이 될 수 있지만 폐기능 계통의 기능과다 현상으로 결핵이 낫고 난 후에 위장병, 위축성위염, 근무력증, 파킨슨씨병, 노인성치매, 간염, 간경화, 알러지 피부염, 알러지 비염, 갑상선 기능항진증, 류머티스 관절염, 폐암, 피부암, 대장암, 유방암 등이 잘 오게 된다. 그러니 결핵의 치료에 조금 도움이 된다고 하여 개고기를 많이 먹다가는 큰 병이 오는 원인을 제공하는 결과를 초래하므로 조심해야 한다.

보통 개고기를 소주로 내어 먹을 때에는 십전대보탕이라는 약을 넣어서 복용하는 경우가 많이 있으나 이는 잘못된 것이다. 개고기가 체질에 맞는 경우에도 십전대보탕이라는 약을 넣어서 소주로 내어 먹으면 탈이 나기 쉽다. 십전대보탕이란 인삼, 황기, 백출,

백복령, 감초, 당귀, 천궁, 백작약, 숙지황, 육계 등의 열 가지 약재를 넣어서 조제한 한약처방인데 수음체질과 수양체질의 경우에는 숙지황, 백복령 등이 해로우니 그런 것을 빼고 대신 백하수오, 진피 등을 넣어야 한다.

목음체질은 십전대보탕을 넣은 개소주를 먹으면 괜찮은 경우도 있으나 설사나 배탈 등이 나기 쉽다. 십전대보탕에 들어가는 약재가 대부분 목음체질에는 맞지 않기 때문이다. 목양체질의 경우도 부작용을 많이 경험하는데 십전대보탕에 들어가는 약재가 목양체질에 많이 해롭기 때문이다.

그러므로 개고기가 몸에 맞는 체질들도 개고기를 소주로 내어 먹을 때는 십전대보탕같이 아무 약이나 넣을 것이 아니라 자신의 체질을 정확히 알고 그 체질에 맞는 한약을 넣어서 개소주를 내어 먹어야 할 것이다. 병을 치료하기 위하여, 그리고 건강을 좋게 하기 위하여 정성들여 만들어 먹는 건강식품들이 자신의 체질을 모르고서 함부로 먹으면 오히려 병을 더 불러들이는 길이니 각별히 유의해야겠다.

	금음	금양	목음	목양	수음	수양	토음	토양
개고기	××	××	○○	○○	○○	○○	××	××

※ 십전대보탕은 수음체질과 수양체질을 제외한 거의 모든 체질에서 결핵을 악화시키니 결핵에 걸렸을 때에는 절대로 십전대보탕을 먹거나 십전대보탕을 넣은 다른 약을 먹지 말아야 한다.
※ 목음체질의 경우 당뇨에 걸렸거나 심장에 화가 많이 있을 때, 피부병이 있거나 간이나 쓸개에 병이 있을 때는 개고기를 조심해야 한다.

※ 각 체질에서 결핵 등 소모성질환에 걸렸을 때 좋은 식품

1. **금음체질** : 전복, 재첩, 조개류, 바다가재, 등푸른 생선의 회 등.

2. **금양체질** : 전복, 재첩, 조개류, 바다가재, 계란 흰자, 새우, 굴, 해삼 등.

3. **목음체질** : 소고기, 우유, 장어, 개고기, 닭고기, 염소고기, 양 고기, 버섯류, 홍화씨기름, 밤, 새우, 굴, 해삼, 치 즈, 버터, 은행 등.

4. **목양체질** : 소고기, 우유, 장어, 개고기, 닭고기, 염소고기, 양 고기, 버섯류, 호두기름, 밤, 치즈, 버터, 은행 등.

5. **수음체질** : 닭고기, 개고기, 염소고기, 양고기, 노루고기, 사슴 고기, 참기름, 김, 미역, 다시마, 소고기, 우유, 버 섯류 등.

6. **수양체질** : 닭고기, 개고기, 염소고기, 양고기, 노루고기, 사슴 고기, 참기름, 김, 미역, 다시마 등.

7. **토음체질** : 돼지고기, 새우, 굴, 해삼, 복어, 영지, 들기름 등.

8. **토양체질** : 돼지고기, 새우, 굴, 해삼, 복어, 영지, 들기름, 장 어, 우유, 소고기 등.

26 녹황색 채소는
건강에 좋은 식품이다?

서양의학에서 말하는 건강법 중에서 빠지지 않는 것이 녹황색 채소를 많이 섭취하라는 것이다. 건강을 위해 녹황색 채소를 많이 섭취하라는 권유는 맞는 말이기도 하지만 어떤 사람에게는 틀린 말이기도 하다. 이제 그 이유를 살펴보기로 하자.

서양의학은 육식을 위주로 하는 미국이나 유럽에서 발달해온 의학이다. 미국이나 유럽 같은 육식사회에서는 육식이 몸에 해로운 금음체질과 금양체질에 질병이 많이 발생하게 되며 질병의 원인 또한 체질에 맞지 않는 육식을 과도하게 섭취하여 일어나는 것이 많다. 그러므로 대부분의 질병이 과도한 육식과 직·간접적으로 연관되어 있으며 그런 질병의 치료를 위해서는 육식을 멀리하고 체질에 맞는 녹황색 채소를 많이 섭취해야 한다.

육식이 해로운 금음체질과 금양체질들이 육식을 과도하게 한 결과로 생긴 질병들을 중심으로 발달해온 현대의 서양의학은 우리나라의 실정에 비추어보면 틀린 점들이 많이 나타난다. 그중의 하나가 잎채소가 건강에 좋다는 잘못된 상식이다. 잎채소는 대부분 간기능 계통의 허약을 돕는 기능을 가지고 있다. 그러므로 선천적으로 간기능 계통을 약하게 타고난 금음체질과 금양체질의 경우에는 잎채소가 자신의 허약한 부분을 보충해주므로 건강에 좋은 역할을 하지만 선천적으로 폐기능 계통은 약하게, 간기능 계통은 강하게 타고난 목음체질과 목양체질에서는 잎채소가 오장육부의 균형과 조화를 파괴하므로 건강에 해로운 역할을 한다.

그러한 이유 때문에 평생 육식을 즐기고 잎채소를 별로 먹지 않는 서구인들 중에서도 건강하게 장수하는 사람이 많은 것이며 평생 채식을 즐기고 육식은 거의 하지 않는 우리나라 사람 중에서도 콜레스테롤이 높아 고지혈증이 오고 동맥경화와 중풍에 걸리는 사람이 많은 것이다.

서양에서 그 이론이 발달한 서양의학의 가르침에는 이처럼 우리에게는 맞지 않는 것들이 많이 있다. 전통적으로 채식을 해온 우리나라에서는 육식이 이롭고 채식이 해로운 목음체질과 목양체질들이 질병으로 고생해왔다. 그 때문에 예로부터 전해지는 몸의 기운을 돋우는 역할을 하는 모든 보약이나 음식들은 녹용, 곰국, 장어, 개소주, 흑염소, 개구리, 오소리, 노루 등 육식이었다. 그러던 것이 1960년대 후반부터 우리나라에도 육식이 점차 보급됨에 따라 요새는 서양처럼 금음체질과 금양체질들이 육식을 많이 해서 질병에 걸리는 경우가 많아졌다. 우리나라에는 육식을 싫어하고 채식을 즐기는 목음체질과 목양체질들이 많이 있는데, 채식을 많이 하여 생긴 질병에 잎채소를 많이 섭취하라고 권하여 건강을 더욱 악화시키는 경우를 자주 보게 된다. 다들 질병이 오는 원리와 사람의 체질에 대해서 잘 모르니 그런 잘못된 지시사항이 생기게 되는 것이다.

목음체질과 목양체질이 녹황색 채소를 많이 먹어서 걸리는 질병들은 금음체질과 금양체질이 육식을 많이 해서 걸리는 질병만큼 심각하다. 목음체질과 목양체질들이 잎채소를 과다섭취하게 되면 간과 담낭의 기능이 이상항진되어 간염, 담낭염, 간경화, 간암, 담석증, 두통, 위장병, 과민성 대장증상, 건선, 여드름, 알러지 비염, 알러지 피부염, 여러 신경성 질환, 고지혈증, 고혈압, 협심증, 심근경색증, 중풍, 암 등의 병에 잘 걸리게 된다.

녹황색 채소는 금음체질과 금양체질에 이로운 것이며 목음체질과 목양체질에는 해로운 것이다. 그러니 자신의 체질을 정확히 안 연후에 녹황색 채소를 많이 섭취할 것인지 말지를 결정해야지 단순히 녹황색 채소가 건강에 좋다는 잘못된 상식을 그대로 따르지는 말아야 겠다.

	금음	금양	목음	목양	수음	수양	토음	토양
녹황색채소	○○	○○	××	××	×△	△	○△	△

※ 수음체질, 수양체질, 토음체질, 토양체질은 잎채소의 종류와 자신의 질병 상황에 따라서 그 좋고 나쁨에 많은 차이가 있다.

| 해설 |

※ 각 체질에서 질병의 치료와 건강의 증진에 도움이 되는 채소

1. **금음체질, 금양체질** : 배추, 상추, 양배추, 시금치, 미니귀, 쑥, 케일, 신선초, 고사리 등의 잎채소가 좋다. 갓, 열무, 깻잎, 부추 등 매운 맛을 내는 잎채소는 조금 해로운 편이다.

2. **목음체질, 목양체질** : 무, 당근, 양파, 파, 마늘, 연근, 콩나물,

도라지, 우엉 등의 뿌리채소가 좋다.

3. **수음체질, 수양체질** : 갓, 열무, 깻잎, 부추, 무, 양파, 파, 마늘 등 잎채소나 뿌리채소 중에서 매운 맛을 내는 채소가 좋다.

4. **토음체질, 토양체질** : 배추, 상추, 미나리, 케일, 신선초, 당근, 콩나물, 우엉 등 잎채소나 뿌리채소 중에서 매운 맛이 나지 않고 담백한 맛이 나는 채소가 좋다.

제3부 27 속이 쓰릴 때는 우유가 좋다?

예전의 의사들은 위장병으로 속이 불편하고 쓰릴 때에 우유를 마실 것을 이구동성으로 권한 적이 있었다. 속이 불편하고 쓰린 사람들이 우유를 마시면 신기하게도 속이 편안해지고 위장병도 점점 나아갔다.

그러나 요즘 의사들은 예전과는 정반대로 위장병이 있어서 속이 불편하거나 쓰릴 때에 절대로 우유를 마시지 말라고 하는 형편이다. 왜 똑같은 위장병에 이처럼 우유가 좋다 나쁘다 하는 상반된 주장이 있는 것일까? 여기에는 체질을 알지 못하는 현대의학의 맹점이 그대로 드러나 있다.

우유는 사람의 몸에 흡수되어 폐와 대장의 허약증과 무력증을 다스리는 역할을 한다. 그러므로 폐와 대장의 기능이 선천적으로 약한 목음체질과 목양체질이 우유를 마시면 자신의 허약한 부분이 보충되어 질병치료와 건강증진에 도움이 된다. 그러나 폐와 대상의 기능을 선천적으로 과강하게 타고난 금음체질과 금양체질이 우유를 마시면 오장육부의 균형과 조화가 파괴되어 질병이 악화되고 건강도 더 나빠지게 된다.

위장병이 있어서 속이 쓰릴 때도 마찬가지다. 목음체질과 목양체질의 위장병은 간과 담낭의 기능과다로 인하여 위장에 속쓰림, 소화불량 등의 병이 생기는 경우가 많은데 이럴 때에 우유를 마시면 우유의 기가 지나치게 항진된 간과 담낭의 기능을 적당히 억제시키고 모자란 폐와 대장의 기능을 도와주어 속이 편안해지고 오래 마실수록 점차 위장병이 나아져간다. 그러나 금음체질과 금양체질의 위장병은 폐와 대장의 기능과다로 인하여 위장의 표면점막과 심하면 근육층까지 병이 오게 되는데 이럴 때 우유를 마시면 우유의 기가 폐와 대장의 지나치게 강한 기를 더 강하게 하므로 위장병이 더욱 악화된다. 물론 우유가 해로운 체질이라도 일시적으로는 우유가 위장의 점막을 덮어주므로 위액에 의해 위장의 내벽이 자극되는 것을 막아주니 잠깐은 속쓰림이 덜할 수는 있다. 그러나 우유가 체내에 흡수되어 그 기가 본격적으로 몸에 작용하게 되면 위장병의 증세는 더 악화되게 마련이다.

1970년대까지만 해도 우리나라에서 위장병이 일어나는 빈도는 채식이 몸에 해로운 목음체질과 목양체질의 경우가 제일 높았다. 아니 거의 대부분을 차지할 정도였다. 그런 시절에는 목음체질과 목양체질에게 좋은 역할을 하는 우유를 마시면 속쓰림이 덜하고 위장병이 점점 나아갔다. 그러나 요즘은 금음체질과 금양체질들이 체질에 맞지 않는 육고기, 밀가루 음식, 기름진 음식을 먹고 나서 위장병이 생기는 경우가 월등히 많아졌다. 그러므로 우유를 마셔도 위장의 증세가 나아지는 것이 아니라 오히려 악화되는 비율이 훨씬 높아진 것이다.

금음체질이 체질에 맞지 않는 육식, 밀가루 음식, 기름진 음식을 과도하게 먹으면 처음에는 위장점막에 병이 생기지만 점차 병이 진행되어 위장의 근육층까지 병이 생긴다. 그것이 바로 위축성 위염이라는 난치성 위장병이다. 이럴경우 위장 엑스레이(X-ray) 사진을 찍어보면 위장의 근육층이 퇴화되어 쭈글쭈글해진 흉한 모습을 볼 수 있다. 위축성 위염에 걸린 사람들은 거의 대부분 금음체질이며 육식, 밀가루 음식, 기름진 음식을 과도하게 섭취했다는 공통점이 있다.

서양의학에서는 정확한 원인도 모르고 치료방법도 없다시피 하는 위축성 위염이라는 병도 이러한 체질적인 원인에서 오는 것이다. 치료는 일반 약이 아닌 반드시 금음체질에 맞는 약을 써야 하며 금음체질에 맞게 음식을 가리고 치료를 하면 서서히 회복되어 수개월 후면 좋아진다. 위축성 위염을 방치하면 세월이 지나면서 거의 암으로 발전되니 병이 깊어지기 전에 반드시 올바른 치료를 받는 것이 좋다. '우유는 위장점막을 덮어서 위액으로부터 위벽을 보호해주므로 위장에 좋은 것이다' 라는 말은 사실이 아니다. 그리고 '우유는 약알칼리성이기 때문에 산성인 위액을 희석 또는 중화시키는 역할을 하므로 위장에 좋은 것이다' 라는 말도 사실이 아니다.

예전에는 의사들이 속이 쓰린 환자에게 우유를 권장하는 추세였지만 요새 의사들은 '우유를 마시면 일단 속쓰린 증상이 좋아지지만 곧 위산분비가 촉진되어 속이 더 쓰리게 된다' 며 우유를 못 마시게 하는데 이것도 체질과 질병의 관계를 모르니 하는 이야기이다. 예전에는 채식으로 인한 목음체질과 목양체질에 위장병이 많았으니 당연히 우유가 위장병에 효과가 있었던 것이고, 요즘은 육식, 밀가루 음식, 기름진 음식으로 인한 금음체질과 금양체질에 위장병이 많으니 우유를 마셔도 위장병에 효과가 없이 증세가 더 악화되는 경우가 많은 것이다.

우유는 목음체질과 목양체질에게 좋은 식품 겸 위장치료제가 되

니 자신의 체질을 정확히 안 연후에 우유의 복용 여부를 결정해야
겠다. 그리고 목음체질과 설사 경향이 있는 목양체질은 특히 우유
를 마실 때에 따뜻하게 데워서 마시는 것을 잊지 말도록 하자.

	금음	금양	목음	목양	수음	수양	토음	토양
우유	××	××	○○	○○	○	×△	×	○

 | 해설 |

※ 각 체질에서 속이 쓰릴 때 마시면 도움이 되는 것

1. **금음체질** : 쑥국, 배춧국, 시금치국, 된장국 등.
2. **금양체질** : 쑥국, 배춧국, 시금치국, 새우국, 된장국 등.
3. **목음체질** : 우유, 요구르트, 잣죽, 장어국, 된장국, 곰국, 무국, 콩나물국, 양파국, 황설탕물, 명태국, 새우국 등.
4. **목양체질** : 우유, 요구르트, 잣죽, 장어국, 된장국, 마즙, 곰국, 무국, 콩나물국, 양파국, 황설탕물, 명태국 등.
5. **수음체질** : 오렌지 쥬스, 찹쌀죽, 감자즙, 사과 쥬스, 토마토 쥬스, 옥수수죽, 닭고기 스프, 우유, 요구르트, 양파국, 곰국, 꿀물, 된장국 등.
6. **수양체질** : 오렌지 쥬스, 찹쌀죽, 감자즙, 사과 쥬스, 토마토 쥬스, 옥수수죽, 닭고기 스프, 양파국, 꿀물, 된장국 등.
7. **토음체질** : 팥죽, 미나리즙, 오이즙, 새우국, 복어국, 된장국 등.
8. **토양체질** : 팥죽, 미나리즙, 오이즙, 새우국, 복어국, 우유, 곰국, 요구르트, 된장국 등.

※ 1년 이상 묵은 된장의 국은 모든 체질에 좋다. 이때 된장국에 곁들이는 재료는 반드시 각자의 체질에 맞아야 한다.

파3부 28 육식은 몸에 해롭고
채식이 몸에 좋다?

이 시대를 살아가는 현대인들은 건강에 대해 많은 관심을 가지고 있으며 또한 건강에 관한 온갖 정보의 홍수 속에 파묻혀 있다. 건강에 관한 여러 정보 중에는 질병의 치료와 건강의 관리에 도움이 되는 정보도 있지만 오히려 질병을 악화시키고 건강을 해치는 잘못된 정보도 많이 포함되어 있다. 그중에서도 '육식은 몸에 해롭고 채식이 몸에 좋다' 라는 말이 대표적으로 잘못된 건강정보에 속한다고 하겠다.

소, 닭, 돼지고기 등의 육식이 몸에 해롭다는 주장의 논조는 대개 '육식을 많이 하면 육류의 지방질로 인해 혈중 콜레스테롤 수치가 올라가서 고지혈증이 오고 동맥경화가 유발되며 급기야는 중풍 같은 뇌혈관 질환에 걸리게 된다' 라는 것이다. 그리고 채식이 몸에 좋다는 주장의 논조는 대개 '채식을 많이 하면 혈액이 맑아져서 고지혈증이 없어지고 동맥경화나 중풍 같은 질병에 걸리지 않게 된다' 라는 것이다. 아주 그럴듯하게 들리는 이러한 주장들은 과연 사실일까?

시골에서 자란 사람들은 모두 소라는 동물은 육류를 절대로 먹지 않을 뿐만 아니라 강제로 먹이면 곧 죽게 된다는 것을 잘 알고 있을 것이다. 왜 그런 일이 일어날까? 소는 폐와 대장의 기능이 너무나 강하고 간과 담낭의 기능이 너무나 약하여 대장의 활동력이 요구되는 풀과 채소류는 잘 소화시킬 수 있지만 간과 담낭의 활동력이 요구되는 육류와 기름진 음식은 도저히 소화시킬 수 없는 생리적 구조를 갖고 있기 때문이다.

그러므로 소에게 아무런 독도 들어 있지 않은 육류를 조금만 먹여도 금방 생명이 위험해지는 지경에 이르는 것이다. 그러면 풀과 채소류만 먹는 소는 그 많은 단백질과 지방질을 어디서 구해온 것일까?

의문은 또 있다. 우리에게 식물성 기름을 선사하는 참깨, 들깨, 호두, 잣, 옥수수, 올리브, 땅콩 등의 식물은 도대체 척박한 땅 어디에서 어떤 성분으로 기름을 만들어내어 열매에 저장하는 것일까?

해답은 그렇게 어려운 것이 아니다. 소는 자신의 생리적 특징에 맞는 풀과 채소류를 먹으면 건강해지는 것은 물론, 자신의 생명영위에 필요한 여러 물질들, 즉 단백질, 지방질 등을 포함한 모든 구성물질들을 스스로 잘 만들어내는 것이다. 우리에게 기름을 선사하는 식물들도 마찬가지다. 땅에 기름을 부어주는 것이 아니라 그 식물의 생리적 특성에 맞는 퇴비와 영양분을 주면 기름 한 방울 없는 땅에서도 그 식물은 자신의 생명영위와 번식에 필요한 여러 물질들을 스스로 만들어내어 튼튼하게 자라며 열매에 기름을 충실히 저장하게 되는 것이다.

사람도 마찬가지로 각 개개인의 특성에 따라 알맞은 영양분을 공급해주면 병도 낫고 건강도 좋아지지만 그 사람의 특성에 맞지 않는 것을 공급하면 그 사람은 병이 낫지 않는 것은 물론 건강도 나빠지게 된다. 여기서 그 사람의 특성이란 바로 체질을 말한다. 이렇듯 우리의 체질(개인적 특성)에 따라 자신을 병들게 하는 영양분과 건강하게 하는 영양분이 서로 다르다. 크게 구별해보면 금음체질과 금양체질의 경우에는 육식이 해롭고 잎채소가 좋은 특성이 있는 반면 목음체질과 목양체질의 경우에는 잎채소가 해롭고 육식과 뿌리채소가 몸에 좋은 특성이 있다.

그리고 수음체질과 수양체질의 경우에는 몸을 따뜻하게 해주는 음식이 이롭고 몸을 차갑게 해주는 음식이 해로우며, 토음체질과 토양체질의 경우에는 몸을 차갑게 해주는 음식이 이롭고 몸을 따뜻하게 해주는 음식이 해롭다.

각자의 체질에 맞는 이러한 음식들은 오장육부의 균형과 조화를 이루게 하여 몸을 튼튼하게 해주지만 각자의 체질에 맞지 않는 음식들은 오장육부의 균형과 조화를 파괴하여 몸을 쇠약하게 하고 병들게 한다.

흔히들 '육식은 건강에 해롭고 채식이 건강에 좋다' 라고 말을 하지만 목음체질과 목양체질, 특히 목양체질에서 육식을 멀리하고 잎채소를 많이 먹으면 고지혈증, 고혈압, 동맥경화, 당뇨, 중풍, 암, 간염, 간경화, 담낭염, 담석증, 골다공증, 관절염, 위장병, 대장염, 알러지 질환 등 여러 가지 질환에 시달리게 된다.

결국 '육식은 건강에 해롭고 채식이 건강에 좋다' 라는 말은 금음체질과 금양체질에 해당되는 말인 것이다. 금음체질, 금양체질의 경우라도 대체적으로 잎채소는 건강에 좋지만 뿌리채소는 건강에 해로우니 다 같은 채소라도 가려서 섭취해야 더 좋은 건강을 유지할 수 있을 것이다.

	금음	금양	목음	목양	수음	수양	토음	토양
육식	××	××	○△	○○	○△	△	×△	△

| 해설 |

※ 각 체질에서 육류와 유제품이 미치는 영향

1. **금음체질** : 모든 육식과 육류에서 나오는 부산물, 유제품이 해롭다.

2. **금양체질** : 모든 육식과 육류에서 나오는 부산물, 유제품이 해로우나 계란 흰자만은 괜찮다.

3. **목음체질** : 육류가 좋은 편이나 자신의 소화력이 약할 때에는 육류의 소화에 지장이 있을 때가 있다. 육류보다는 뿌리채소가 더 좋은 체질이니 뿌리채소 90%, 육류 10% 정도의 비율로 식사를 하는 것이 건강에 제일 좋다.

4. **목양체질** : 모든 육류가 좋다. 육식을 하지 않으면 항상 피로하고 여러 가지 병이 많은 체질이다. 뿌리채소보다는 육류가 더 좋은 체질이니 육류 60%, 뿌리채소 40% 정도의 비율로 식사를 하는 것이 건강에 제일 좋다.

5. **수음체질** : 돼지고기를 제외하고는 육식이 무난한 편이다. 그러나 체질적으로 위장의 소화력이 약하여 직접 육식을 하면 소화가 안되는 경우가 많다. 이럴 경우에는 곰탕이나 닭고기 스프 등 육류를 끓인 국물을

먹으면 좋다.

6. **수양체질** : 돼지고기를 제외하고는 육식이 무난한 편이다. 소화력이 약하여 직접 육류를 먹어서 부담이 된다면 곰탕이나 닭고기 스프 등 육류를 끓인 국물을 먹는 것이 좋다.

7. **토음체질** : 돼지고기와 소고기를 제외한 닭, 개, 오리, 염소, 양, 노루, 사슴 등의 육류는 해롭다. 토음체질은 위장의 소화력이 강하여 자신의 체질에 맞지 않는 육류를 먹더라도 소화장애가 좀처럼 오지 않는 편이다. 그러나 자신의 체질에 해로운 육류의 영양성분은 몸에 흡수되어 건강에 도움을 주는 것이 아니라 여러 가지 병을 일으키는 재료가 되니 먹지 말아야 한다.

8. **토양체질** : 돼지고기와 소고기를 제외한 닭, 개, 오리, 염소, 양, 노루, 사슴 등의 육류는 해롭다. 토양체질 역시 위장의 소화력이 강하여 자신의 체질에 맞지 않는 육류를 먹더라도 좀처럼 소화장애는 오지 않는 편이다. 그러나 토음체질과 마찬가지로 자신의 체질에 해로운 육류의 영양성분은 몸에 흡수되어 건강에 도움을 주는 것이 아니라 여러 가지 병을 일으키는 재료가 되니 먹지 않는 것이 좋다.

29 개고기(보신탕)는 여름철 보신식품이다?

　한여름, 무더위가 기승을 부리는 복날이 되면 각 동네마다 마을 어귀에 큰 가마솥을 걸어놓고 개를 잡아먹는 풍경을 종종 볼 수 있다. 우리 선조들은 왜 하필이면 무더위가 한창인 복날에 열이 많은 개를 잡아서 그것도 뜨겁게 먹는 풍습을 가지게 되었을까?

　더운 여름에는 사람들 모두 찬물에 몸을 씻고 찬 곳에서 자는 것을 좋아하며 찬 음식을 즐겨 먹는 등 몸을 차게 하는 일이 많다. 그러므로 날씨는 덥지만 사람의 몸, 특히 내부의 장기는 다른 계절보다 더 차가워진다. 속이 차가워진다는 것은 기능저하를 의미하는데 여름철에는 내부장기, 특히 소화기 계통의 기능저하로 인하여 찬 음식을 먹고 배탈이 나는 경우가 많다. 이럴 때 속을 따뜻하게 데워서 내부 장기의 기능을 정상적으로 회복시켜주는 역할을 했던 음식이 바로 보신탕이었다.

　즉 차가워진 속을 따뜻하게 데우기 위한 목적으로 개라는 열이 많은 재료를, 그것도 뜨겁게 조리를 하여 땀을 뻘뻘 흘리면서 먹었던 것이다. 이러한 현상을 이열치열(以熱治熱)이란 말로 표현할 수는 있지만 사실은 차가워진 속을 따뜻한 기운으로 보하는 이열치한(以熱治寒)의 치료법이었던 것이다. 이렇게 우리 선조들은 여름철에 차고 무력해진 속을 따뜻하게 하기 위하여 개를 잡아 보신탕으로 활용해왔다.

그러면 보신탕이란 것이 여름에는 아무나 먹어도 좋은 것이냐 하면 그렇지 않다는 데 문제가 있다. 즉 선천적으로 속이 차가운 수음체질과 수양체질, 그리고 육식이 몸에 좋은 목음체질과 목양체질 등에는 여름철은 물론 다른 계절에도 보신탕을 먹으면 속을 따뜻하게 보하고 체력도 강화시키는 효과를 내지만 선천적으로 속에 열이 많은 토음체질과 토양체질, 그리고 육식이 몸에 해로운 금음체질과 금양체질 등에서는 여름뿐만 아니라 사시사철 언제라도 보신탕이 몸에 해롭게 작용하게 된다.

개고기가 몸에 맞지 않는 토음체질과 토양체질이 보신탕을 즐겨 먹으면 위염, 위궤양, 십이지장염, 십이지장궤양, 고혈압, 당뇨, 중풍, 탈모 현상, 흰머리, 양기부족, 알러지 피부염, 췌장염 등이 오기 쉽다. 그리고 육식이 몸에 맞지 않는 금음체질과 금양체질이 보신탕을 즐겨 먹으면 아토피 피부염, 알러지 비염, 부비동염, 위축성 위염, 간염, 간경화, 천식, 과민성 대장염, 궤양성 대장염, 대장암, 유방암 등이 오기 쉽다.

금양체질에는 개고기가 아주 해롭다. 대체적으로 보신탕을 먹으면 속이 불편하거나 설사가 나는 등 거부반응이 오기 쉬우므로 개고기를 먹지 못하는 편이다. 그러나 금음체질은 보신탕을 먹어도 당장에 아무런 불편함이 나타나지 않고 위장에도 별 부담 없이 소화가 잘되는 편이므로 오래도록 먹는 경우가 많다. 그래서 우리들이 흔히 볼 수 있는 보신탕으로 인한 부작용은 거의가 금음체질에서 나타나는 것들이다.

　개고기로 만든 보신탕은 복날에만 해먹는 것이 아니다. 목음체질, 목양체질, 수음체질, 수양체질에는 여름뿐만 아니라 몸이 좋지 않을 때에는 언제나 보신탕을 먹어도 좋으며 금음체질, 금양체질, 토음체질, 토양체질에는 사시사철 해로우니 먹지 말아야 한다.

　보신탕을 먹을 때는 몸을 따뜻하게 해주는 개고기와 몸을 차게 하는 역할을 하는 들깨를 함께 넣어서 조리를 하는데 이는 개고기의 열이 강하므로 그 열을 조금이라도 줄여서 개고기가 맞지 않는 체질이 개고기를 먹어도 큰 부작용이 오지 않게 하기 위함이다. 그러나 수음체질, 수양체질의 경우에는 들깨가 오히려 해로우므로 들깨 대신 참깨를 사용하여 만들어 먹으면 훨씬 효과가 좋다. 목음체질, 목양체질의 경우에는 고사리도 빼는 것이 좋다.

	금음	금양	목음	목양	수음	수양	토음	토양
보신탕	××	××	○○	○○	○○	○○	××	××

　※ 보신탕에는 마늘과 기름을 넣지 않는 것이 상식으로 되어 있다. 이는 보신탕이 몸에 해로운 체질이 보신탕을 먹었을 때 개고기의 열로 인한 부작용을 최소화하기 위하여 마늘처럼 열이 많은 식품을 첨가하지 않는 것이다. 그러나 목음체질, 목양체질, 수음체질, 수양체질에는 마늘을 넣어야 더 좋은 효과가 난다.
　기름을 쓰지 않는 것도 개고기가 맞지 않는 체질들이 보신탕을 먹고 나서 설사를 잘하므로 그것을 조금이라도 막아보자는 뜻이다.

 | 해설 |

　　　※ 각 체질별로 보신탕을 만들어 먹을 때 사용하면 좋은 재료

　1. 금음체질, 금양체질 : 보신탕 자체가 해로우니 먹지 말아야

한다.

2. **목음체질, 목양체질** : 숙주나물, 토란대, 대파, 양파, 고추, 된
장, 들깨, 참깨, 콩나물, 무, 도라지, 버섯
류, 마늘 등.

3. **수음체질, 수양체질** : 양파, 대파. 고추, 된장, 참깨, 부추, 생
강, 방아잎, 숙주나물 등.

4. **토음체질, 토양체질** : 보신탕 자체가 해로우니 먹지 말아야
한다.

30 삼계탕은 여름철 보신식품이다?

무더운 여름철에는 어른, 아이 할 것 없이 한 번쯤은 삼계탕을 먹게 된다. 개고기를 재료로 하는 보신탕과 닭고기를 재료로 하는 삼계탕은 전통적으로 여름철 보신식품의 대명사처럼 되어 있는데 그 이유는 앞장의 보신탕에서 밝혔다시피 여름철에는 여러 가지 원인으로 인하여 차가워진 속을 따뜻하게 데워서 허약해진 장부의 기능을 정상적으로 회복시키고자 하는 데 그 목적이 있기 때문이다.

닭은 그 성질이 열이 많아 사람의 몸에 흡수되면 췌위장의 무력증과 기능허약증을 다스리는 효능이 있다. 즉 차고 무력해진 췌위장을 따뜻하게 온보(溫補)하여 소화기 계통의 활동력을 강화시키는 작용을 하는 것이다. 더운 여름에는 여러 가지 조건 때문에 췌위장의 기능이 무력해지면서 속이 차가워지는데 이러한 소화기 계통의 무력증과 기능허약증을 치료하는 효능을 가진 것이 닭고기이다.

이렇게 속을 따뜻하게 데우는 역할을 하는 삼계탕은 선천적으로 췌위장의 기능을 약하게 타고난 수음체질과 수양체질 그리고 육식이 몸에 이로운 목음체질과 목양체질 등에서는 아주 좋은 작용을 하는 보신식품이 된다. 그러나 선천적으로 췌위장의 기능을 과강하게 타고난 토음체질과 토양체질 그리고 육식이 몸에 해로운 금음체질과 금양체질 등에서는 오장육부의 균형과 조화를 파괴하여 건강을 해치는 나쁜 음식이 된다. 삼계탕뿐만 아니라 닭 튀김 등 닭고기를 재료로 만드는 여러 가지 음식도 토음체질, 토양체질, 금음체질, 금양체질 등에서는 나쁘게 작용하니 먹지 않는 것이 좋다. 닭고기가 몸에 맞지 않는 토음체질과 토양체질이 삼계탕을 즐겨 먹게 되면 위염, 위궤양, 십이지장염, 십이지장궤양, 고혈압, 당뇨, 중풍, 탈모현상, 흰머리, 양기부족, 알러지 피부염, 췌장염 등이 오기 쉽다. 그리고 육식이 몸에 맞지 않는 금음체질과 금양체질이 삼계탕을 즐겨 먹게 되면 아토피 피부염, 알러지 비염, 부비동염, 위축성 위염, 간염, 간경화, 천식, 과민성 대장염, 궤양성 대장염, 대장암, 유방암 등이 오기 쉽다.

삼계탕을 만들 때에 같이 들어가는 재료로는 인삼, 황기, 대추, 밤, 마늘, 은행, 찹쌀, 잣 등이 있다. 이 중에서 인삼, 황기, 대추, 마늘, 찹쌀 등은 수음체질과 수양체질에 좋고 밤, 마늘, 은행, 잣 등은 목음체질과 목양체질에 좋으니 가려서 사용하는 것이 좋다. 삼계탕과 비슷한 음식으로 오골계를 이용한 오골계탕이 있다. 오골계는 닭보다 열성이 강하여 췌위장을 따뜻하게 온보하는 효과는 더 크지만 체질에 맞지 않는 사람이 먹게 되면 부작용도 그만큼 더 크니 자신의 체질을 잘 알고 복용 여부를 결정해야 한다.

	금음	금양	목음	목양	수음	수양	토음	토양
삼계탕	××	××	○○	○○	○○	○○	××	××

| 해설 |

※ 각 체질별로 삼계탕을 만들어 먹을 때에 사용하면 좋은
재료

1. **금음체질** : 삼계탕 자체가 해로우니 먹지 말아야 한다.

2. **금양체질** : 삼계탕 자체가 해로우니 먹지 말아야 한다.

3. **목음체질** : 마늘, 밤, 잣, 도라지, 은행, 버섯 등.

4. **목양체질** : 마늘, 밤, 잣, 도라지, 은행, 버섯류, 인삼, 대추 등.

5. **수음체질** : 인삼, 대추, 생강, 마늘, 찹쌀, 황기, 도라지, 버섯 등.

6. **수양체질** : 인삼, 대추, 생강, 마늘, 찹쌀, 황기 등.

7. **토음체질** : 삼계탕 자체가 해로우니 먹지 말아야 한다.

8. **토양체질** : 삼계탕 자체가 해로우니 먹지 말아야 한다.

31 콩은 고단백 식품으로
몸에 좋다?

제3부
음식에 대하여

최근 연구를 통해 콩의 여러 가지 영양소들과 그 작용이 하나씩 밝혀지면서 콩이 건강식품의 대명사처럼 인식돼가고 있다. 매스컴에서 보도되는 콩에 대한 여러 가지 자료와 연구결과만 보면 콩은 아주 우수한 영양공급원으로 건강을 위해서는 더없이 좋은 식품으로 평가할 수 있다. 그러나 아무리 영양가가 높은 식품이라도 장점과 단점이 있게 마련이어서 어느 누구에게나 다 좋은 것은 아니다.

콩은 잘 알려져 있듯이 고단백 식품으로 단백질을 비롯하여 지질, 당질, 칼슘, 인, 철, 칼륨 등이 고루 함유되어 있다. 그러나 이렇게 좋게만 보이는 콩이 아무에게나 좋은 작용을 하느냐 하면 그렇지 않다는 데 문제가 있다. 콩을 단순히 영양학적인 가치로만 살펴본다면 아주 훌륭한 단백질 공급원이자 여러 가지 영양소가 듬뿍 들어 있는 훌륭한 식품이겠지만 콩이란 식품이 가진 기(氣) 면에서 살펴볼 때는 꼭 그렇지만은 않다는 것이다.

콩은 사람의 몸에 흡수되어 폐와 대장의 기를 돕우는 역할, 즉 호흡기와 대장의 무력증, 기능허약증을 다스리는 역할을 한다. 그러므로 선천적으로 폐와 대장의 기능을 약하게 타고난 목음체질과 목양체질에게는 콩이 아주 좋은 식품이 되지만 선천적으로 폐와 대장의 기능을 과강하게 타고난 금음체질과 금양체질에게는 콩이 오장육부의 균형과 조화를 파괴하여 오히려 건강을 해치는 식품이 된다. 그러므로 콩이 사람의 몸에 좋다는 단순한 상식만 가지고 자신의 체질도 모르고 함부로 콩을 많이 섭취했다가는 그 때문에 도리어 병이 날 수도 있는 것이다.

콩이 해로운 금음체질과 금양체질의 경우 콩을 과도하게 섭취하면 여러 가지 질병에 쉽게 걸리는데 위장병, 피부병, 각종 알러지 질환, 비만, 동맥경화, 고혈압, 간장병, 과민성 대장염, 궤양성 대장염 등이 대표적이다.

콩이 몸에 좋은 작용을 한다는 여러 가지 연구결과는 콩이 자신의 약한 폐와 대장을 튼튼하게 만들어주는 생리구조를 가진 목음체질과 목양체질의 경우에 해당되는 것이다. 그런 체질은 시중에 나와 있는 콩으로 만든 여러 제품들을 이용하면 건강에 도움을 받을 수 있다.

목음체질과 대장의 기능이 허약하고 차가운 일부 목양체질의 경우에는 콩으로 만든 제품을 마시더라도 반드시 따뜻하게 마셔야 탈이 나지 않는다. 차게 마시면 콩이 체질에 맞는 경우라도 복통이나 설사 등을 일으킬 수가 있기 때문이다.

콩을 잘 발효시켜 만든 1년 이상 묵은 된장은 목음체질과 목양체질에게는 물론 콩이 해로운 다른 체질에게도 좋은 식품이 된다. 우리는 여기에서 콩을 발효시켜 만든 된장을 주식으로 삼은 조상들의 지혜에 다시 한번 감탄하지 않을 수 없다. 그러나 발효가 완전히 덜 된 청국장은 콩보다는 덜 해롭지만 그래도 금음체질과 금양체질에게는 좋지 않으니 이 두 체질은 가능하면 완전히 발효가 끝난 된장을 먹는 것이 건강에 좋다.

	금음	금양	목음	목양	수음	수양	토음	토양
콩	X	X	OO	OO	O	△	△	O
1년 이상 묵은 된장	O	O	OO	OO	OO	OO	O	O

| 해설 |

※ 각 체질별로 된장찌개나 된장국을 끓일 때 넣으면 좋은 식품

1. **금음체질** : 조개류, 멸치, 미더덕, 가재, 배추, 시금치 등.

2. **금양체질** : 조개류, 멸치, 미더덕, 가재, 배추, 시금치, 게, 새우, 해삼, 굴 등.

3. **목음체질** : 소고기, 닭고기, 돼지고기, 호박, 무, 당근, 마늘, 양파, 파, 콩나물, 도라지, 버섯류, 게, 새우, 굴, 해삼 등.

4. **목양체질** : 소고기, 닭고기, 돼지고기, 호박, 무, 당근, 마늘, 양파, 파, 콩나물, 도라지, 버섯류 등.

5. **수음체질** : 닭고기, 소고기, 감자, 다시마, 무, 양파, 파, 마늘, 후추, 호박, 버섯류 등.

6. **수양체질** : 닭고기, 소고기, 감자, 다시마, 무, 양파, 파, 마늘, 후추 등.

7. **토음체질** : 돼지고기, 게, 새우, 굴, 해삼, 조개류, 미더덕, 가

재, 미나리, 배추 등.

8. 토양체질 : 돼지고기, 게, 새우, 굴, 해삼, 조개류, 미더덕, 가
재, 미나리, 배추, 호박, 도라지, 버섯류 등.

제3부 32 우유(분유)는 완전식품이다?

우유(분유)는 서양에서 건너온 식품이지만 이제는 우리나라에서도 쌀에 버금갈 만한 비중을 차지할 정도로 식생활에서 많이 접하는 식품이 되었다. 특히 유아기의 아이들은 분유가 주식이 됐을 정도로 친숙한 음식이 되었으며 자라나는 아이들한테도 성장에 필요하다며 우유를 많이 마시게 하고 있다. 아이들뿐만 아니라 성인들도 마찬가지다. 직장생활을 하는 바쁜 성인들은 물론, 간편한 식생활을 원하는 주부들도 우유와 빵으로 식사를 대신하는 경향이 많아졌다.

우리나라 국민들이 주식인 쌀을 대신할 정도로 우유에 대한 신뢰감을 가지게 된 데에는 우유를 영양학적으로 분석한 여러 자료에 그 근거를 두고 있다. 우유는 칼슘, 인, 칼륨, 비타민 등이 많이 함유되어 있어서 영양학적으로 보면 거의 완전식품에 가깝다고 알려져 있다. 그러나 영양이 풍부하다고 해서 그것이 건강에 좋은 식품이 된다는 것은 어불성설이다. 영양학적으로 아무리 뛰어난 식품이라도 그 식품이 가진 기가 먹는 사람의 생리적 특징에 맞지 않으면 그 식품은 절대로 건강을 좋게 하는 식품이 될 수 없다.

식품이란 그 식품이 가진 기의 편차와 그 식품을 먹는 사람의 기의 편차를 서로 비교해 보아야만 좋은지 안 좋은지를 알 수 있는 것이다. 영양학적인 가치가 뛰어난 식품이라도 그것을 섭취하는 사람의 생리적 특성에 그 음식이 맞지 않는다면 질병을 일으키는 나쁜 에너지를 공급하는 역할을 해 사람을 건강하게 만드는 것이 아니라 도리어 병이 나게 만들 뿐이다.

우유는 폐와 대장의 무력증과 기능허약증을 다스리는 효능이 있다. 그러므로 선천적으로 폐와 대장의 기능을 약하게 타고난 목음체질과 목양체질에게는 아주 좋은 식품이지만 선천적으로 폐와 대장의 기능을 과강하게 타고난 금음체질과 금양체질에게는 병을 일으키는 나쁜 식품이 된다. 금음체질과 금양체질들이 우유를 과도하게 마시게 되면 알러지 피부염, 알러지 비염, 천식, 비만, 위염, 위축성위염, 간염, 지방간, 과민성 대장염, 궤양성 대장염, 여드름, 고지혈증, 동맥경화, 중풍, 당뇨, 노인성 치매, 파킨슨씨병, 근무력증, 근위축증, 유방암, 대장암, 백혈병 등에 걸리기 쉽다.

얼마 전 미국에서 우유가 몸에 좋다는 말만 믿고 평생 우유를 많이 마시다가 고지혈증과 동맥경화 등에 걸린 농부가 우유회사를 상대로 손해배상 청구소송을 낸 적이 있는데 이것도 농부의 체질 때문에 온 현상이다. 그 농부의 체질이 우유가 몸에 좋은 목음체질과 목양체질 중의 하나였다면 그의 건강은 좋은 상태를 유지했겠지만 불행히도 금음체질이나 금양체질이었기 때문에 건강이 나빠졌던 것이다. 자신의 병이 체질 때문이란 것은 모르고 우유회사가 우유를 건강에 해롭게 만들었다고 소송을 제기한 것은 아이러니가 아닐 수 없다.

분유도 마찬가지다. 분유가 몸에 좋은 목음체질과 목양체질의 유아에게 분유를 먹이면 그 아이는 튼튼해져서 병치레도 자주 하지 않고 비교적 건강하게 자라지만 분유가 몸에 나쁜 금음체질과 금양체질의 유아는 병약해져서 잘 체하고 잘 토하고 감기도 자주 걸리며 아토피 피부염, 알러지 비염, 천식, 폐렴, 기관지염, 장염 등에도 잘 걸리게 된다. 그러므로 분유를 먹여서 키우는 아이들이 여러 가지 병으로 고생하는 경우에는 혹시 아이의 체질에 분유가 맞지 않을 가능성이 있으므로 분유를 끊고 쌀 등 다른 곡식을 이용하여 죽을 쑤어 먹이면서 아이를 키워볼 필요성이 있다. 그렇게 해서 만일 아이가 분유를 먹일 때보다 건강하게 자란다면 그 아이의 체질은 분유가 해로운 금음체질과 금양체질 중의 하나라는 뜻이 된다.

요즘은 분유회사에서 분유에다가 여러 가지 물질을 첨가하여 만든 기능성 분유를 만들어 시중에 유통시키고 있다. 그 중 하나가 두뇌를 좋게 해준다는 DHA 첨가 분유인데 이는 크게 잘못된 것이다. 그 이유는 첫째, DHA라는 것이 뇌세포를 구성하는 물질 중 한 가지라고 하여 모든 사람이 그것을 먹어 두뇌가 좋아진다는 것은 인간의 생체구조상 있을 수 없는 일이다. 둘째, DHA라는 것은 등푸른 생선에 많은 성분인데 굳이 체질별로 따지자면 금음체질과 금양체질에만 좋게 작용하지, 목음체질과 목양체질에게는 나쁘게 작용하는 성분이다.

그러므로 분유에다가 DHA를 첨가하여 만든, 두뇌를 좋게 한다는 기능성 분유는 분유가 몸에 좋은 목음체질과 목양체질에게도 몸에 맞지 않는 분유가 되므로 어느 체질의 아이에게도 안심하고 먹일 수 없는 안 좋은 식품이 되어버린다. 분유회사의 입장에서 보면 보통 분유보다 이런저런 것들을 첨가한 분유를 더 비싸게 판매

218

할 수 있으므로 앞으로도 여러 가지 성분을 넣은 분유를 계속 생산할 것이다. 그렇지만 인체의 체질적 원리를 무시하고 아이들에게 이것 저것 영양가 높은 것을 무조건 많이 먹이면 좋을 것이라고 생각하는 것은 위험한 발상이 아닐 수 없다.

어른들도 영양가가 높은 것은 아무거나 많이 먹으면 좋다고 알고 있는 사람들이 있다. 그런 사람들은 그 생각을 바꾸지 않는 한 나이가 들어가면서 여러 질병으로 고생하는 것을 피할 수가 없으므로 하루빨리 그런 잘못된 생각을 바꾸어야 하겠다.

	금음	금양	목음	목양	수음	수양	토음	토양
우유, 분유	XX	XX	OO	OO	O	X△	X	O

 | 해설 |

목음체질, 목양체질, 수음체질, 수양체질 등에서는 우유를 마실 때에 따뜻하게 데워서 마시는 것이 좋다. 특히 대변이 무르거나 설사가 잦으면 반드시 데워 마시도록 한다. 토양체질의 경우에는 조금 차게 마셔도 무난하다.

금음체질, 금양체질 등 우유가 해로운 경우에는 우유에다 초콜릿이나 과일즙을 첨가한 초코우유, 바나나우유, 딸기우유 등을 마시는 것이 속도 더 편하고 몸에 해로움이 덜한 것을 느낀다. 그 이유는 우유에 첨가되는 것들이 우유의 해로움을 많이 상쇄시키기 때문이다. 그렇다고 그런 우유를 마셔서 몸에 좋다는 것은 아니니 멀리하여야 한다.

33 보리차는 아무나 먹어도 좋은 차이다?

세계 각국에는 많은 종류의 차(茶)가 있고 우리나라에도 여러 가지 차가 있다. 그중 우리나라 사람들에게 가장 친숙하고 대중적인 차는 보리차이다. 보리를 볶아서 차의 재료로 사용하는 보리차는 우리나라 사람들이 말 그대로 물 마시듯 하는 차이다.

보리가 대중적인 차로 자리잡기까지는 물론 값이 싸다는 점도 작용했겠지만 보리가 가진 특성 때문이었다고 할 수 있다. 보리는 냉성 식품으로서 그 성질이 매우 차다. 그런 특성 때문에 보리는 사람의 몸에 흡수되면 췌위장에 쌓여 있는 과도한 열을 내려주는 역할을 하게 된다. 그러므로 보리차를 마시게 되면 췌위장의 열이 내려가 갈증이 사라질 뿐만 아니라 들뜬 기분이 차분히 가라앉으며 속쓰림이나 답답한 것이 풀어진다. 그래서 보리차가 대중적인 차로 자리잡을 수 있었던 것이다.

보리차가 못하는 속을 따뜻하게 데우는 역할은 숭늉이 해왔다. 숭늉은 보리와는 반대로 속을 따뜻하게 데우는 작용을 한다. 그래서 예로부터 더운 여름에는 보리차를 끓여 시원하게 해서 마셨고 추운 겨울에는 뜨거운 숭늉을 끓여서 후후 불어가며 마셨던 것이다.

　그러나 이런 보리차도 아무나 마신다고 다 좋은 것은 아니다. 보리의 기운이 너무 차기 때문이다. 보리는 사람의 몸에 흡수되면 췌위장의 열을 내리는 작용을 하므로 선천적으로 췌위장의 열을 많이 타고난 토음체질과 토양체질에게는 좋은 역할을 한다. 그렇지만 선천적으로 췌위장의 기능이 약하고 차가운 수음체질과 수양체질에게는 그렇지 않아도 차가운 속을 더 차갑게 만들어주므로 건강을 더 좋지 않게 만드는 역할을 한다.

　수음체질과 수양체질의 사람이 보리차를 오래도록 많이 마시면 췌위장의 기능이 무력해지고 속이 차가워져서 여러 가지 질병에 쉽게 걸리게 된다. 즉 소화불량, 식욕부진, 설사, 복통, 위무력증, 위하수증, 전신피로, 저혈압, 우울증, 빈혈, 요통 등의 병이 오기 쉽다. 토음체질과 토양체질에서는 여름이나 겨울이나 보리차를 마시면 건강이 좋아지지만 수음체질과 수양체질은 여름이나 겨울이나 보리차 대신 숭늉을 마셔야 좋다. 목음체질도 보리차가 조금 나쁜 편이며 목양체질 역시 대장이 허약하고 아랫배가 차가운 경우에는 보리차가 별로 좋지 않으니 삼가야 한다.

　흔히 아이들이 감기나 편도염, 폐렴 등의 발열성 질환에 걸리면 보리차를 많이 먹이는데 이는 보리의 찬 성질을 이용하여 열을 내리는 데 도움을 받고자 하는 의도이다. 그렇지만 아이들이 열이 날 때 보리가 아이의 체질에 맞으면 열을 내리고 병을 치료하는 데 도움이 되고 보리가 아이의 체질에 맞지 않으면 열이 더 심해지고 병이 더 장기화되니 조심하여야 한다.

　유아들에게 보리차에다 분유를 타서 먹일 때에 까닭 없이 배탈이나 설사가 잦고 소화불량증이 자주 생기면 보리차가 그 원인일

수도 있으므로 그냥 물을 따뜻하게 데워서 분유를 타 먹여보아야
한다. 그렇게 해서 아이의 소화기능이 좋아지면 그 아이는 수음체
질이나 수양체질의 아이라는 뜻이 된다.

	금음	금양	목음	목양	수음	수양	토음	토양
보리(차)	△	O	X△	X	XX	XX	OO	OO

※ 모유가 좋다고 하여 모유를 먹이려는데 모유만 먹이면 소화불량증이나 설사를 일
으키고 자꾸 병약해지는 아이가 가끔 있다. 이런 경우는 수유하는 어머니의 체질
과 그 모유를 먹는 아이의 체질이 서로 맞지 않기 때문에 일어나는 현상이다. 이
때는 모유를 먹이지 말고 아이의 체질을 찾아 그 특성에 맞는 방법으로 아이를 키
워야 건강하게 자란다.
※ 목양체질의 아이는 모유가 안맞는 경우가 자주 일어난다. 분유를 먹으면 아무런
이상이 없는데 모유를 먹이면 안좋은 현상이 일어난다면 아이가 목양체질의 가능
성이 많으므로 모유를 끊고 분유를 먹이는 것이 더 좋은 방법이다.

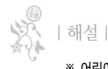 | 해설 |

※ 어린이를 건강하게 키우는 방법

1. **금음체질, 금양체질** : 분유나 우유를 먹이지 말고 모유를 먹인
다. 전복, 조개 등을 삶아서 국물을 자주
먹인다. 쌀이나 다른 곡류를 이용하여 죽
같은 것을 만들어 먹인다. 과일 중에서는
청포도를 많이 먹인다.

2. **목음체질, 목양체질** : 모유가 좋지만 분유나 우유를 먹여도 좋
다. 분유나 우유는 항상 따뜻하게 먹인
다. DHA가 첨가되지 않은 분유가 좋다.
곰국을 자주 먹인다. 과일 중에서는 배를

많이 먹인다.

3. **수음체질, 수양체질** : 모유가 좋지만 분유를 먹일 때에는 맑은 숭늉에 타서 따뜻하게 먹인다. 닭고기 국물을 자주 먹인다. 과일 중에서는 사과, 귤을 많이 먹인다.

4. **토음체질, 토양체질** : 모유가 좋지만 분유를 먹일 때에는 보리차에 분유를 타서 약간 식혀서 먹인다. 새우, 굴, 해삼 등의 국물을 자주 먹인다. 과일 중에서는 참외, 딸기를 많이 먹인다.

파트3 34 당뇨에는 보리밥이 최고다?

당뇨는 많은 사람들이 앓고 있는 만성 질환이다. 당뇨는 몇 가지 형태로 분류할 수 있는데, 첫째, 유전성 또는 특발성 당뇨, 둘째, 췌성 당뇨, 셋째, 내분비성 당뇨, 넷째, 의원성 당뇨 등이다.

당뇨에는 예로부터 보리밥이 좋다고 알려져 있다. 그러나 이러한 전통적인 시각과는 다르게 일부 의학자들은 당뇨에 보리밥이 좋지 않다는 주장을 펴기도 한다. 똑같은 당뇨를 두고 한편에서는 보리밥이 좋다고 주장하고 한편에서는 나쁘다고 주장한다. 왜 이러한 상반된 주장이 제기되는 것일까? 거기에는 충분한 이유가 있다.

보리는 그 성질이 냉(冷)하다. 그러므로 사람의 몸에 흡수되면 소화기계통의 과도한 열을 내리는 작용을 한다. 즉 췌위장의 이상항진된 과도한 기능을 억제하여 정상적인 활동력을 유지하게 만들어주는 역할을 하는 것이다. 당뇨란 췌장이 과도한 열을 받아서 췌장에서 분비되는 호르몬인 인슐린을 분비하는 기능을 상실함으로 인하여 오는 경우가 많은데 이럴 때 과도한 췌장의 열을 내려주면 당뇨증세가 호전된다. 이때 과도한 췌장의 열을 내리는 제일 무난한 식품이 보리여서 예로부터 당뇨에는 보리밥을 먹어왔던 것이다.

그러므로 과도한 췌장의 열로 인하여 당뇨가 생기는 토음체질, 토양체질, 금양체질과 일부 금음체질의 당뇨 환자에게는 보리밥이 당뇨 치료에 도움이 된다. 그렇지만 췌장의 기능저하로 당뇨가 오는 수음체질과 수양체질에게는 보리의 차가운 성분이 오히려 췌장의 기능을 더 저하시키는 결과를 초래하므로 보리밥을 먹으면 췌장기능부전이 심화되어 당뇨가 악화된다. 그리고 목음체질과 목양체질에서도 보리가 체질적 특성에 맞지 않아 당뇨가 악화된다. 그런 이유로 당뇨 환자 중에는 보리밥을 먹고 나서 당뇨가 심해지는 사람이 나타나는 것이다.

그러나 전체 당뇨 환자의 비율을 살펴보면 췌장의 과도한 열로 인하여 당뇨가 오는 환자의 비율이 많고 췌장기능부전으로 당뇨가 오는 환자는 얼마 되지 않으므로 당뇨에 보리밥이 좋다는 말은 많이 하나 보리밥이 해롭다는 말은 별로 없는 것이다. 그렇지만 당뇨 환자 중에는 분명히 보리밥이 해로운 환자가 있고 보리밥이 좋지도 않고 나쁘지도 않은 환자도 있으니 잘 구별하여 보리밥을 먹을 것인지 여부를 결정해야 한다.

수음체질과 수양체질이 당뇨에 걸렸을 때에는 보리밥이 아니라 현미밥이나 찹쌀밥을 해먹어야 당뇨에도 도움이 되고 건강도 좋아진다.

	금음	금양	목음	목양	수음	수양	토음	토양
보리밥	△	○	×△	×	××	××	○○	○○

| 해설 |

※ 각 체질에서 당뇨에 걸렸을 때 주식으로 삼으면 좋은 것

1. **금음체질** : 보리를 섞어서 먹는 것이 좋다. 경우에 따라 보리와 현미를 섞어서 먹는다. 메밀을 넣으면 더욱 좋다.

2. **금양체질** : 보리를 많이 넣는 것이 좋다. 보리에다 팥을 같이 넣는 것이 더욱 좋다. 메밀을 넣으면 더욱 좋다.

3. **목음체질** : 콩을 넣는 것이 좋다. 조, 수수, 율무, 밤 등을 증세에 맞춰서 넣으면 더욱 좋다.

4. **목양체질** : 콩을 넣는 것이 좋다. 현미나 찹쌀을 섞는 것이 좋다. 조, 수수, 율무, 밤 등을 증세에 맞춰서 넣으면 더욱 좋다.

5. **수음체질** : 현미밥이나 찹쌀밥이 좋다. 감자를 넣으면 더욱 좋다.

6. **수양체질** : 현미밥이나 찹쌀밥이 좋다. 감자를 넣으면 더욱 좋다.

7. **토음체질** : 보리밥이 좋다. 보리를 많이 넣을수록 좋다. 팥을 같이 넣으면 더욱 좋다.

8. **토양체질** : 보리밥이 좋다. 보리를 많이 넣을수록 좋다. 팥을 같이 넣으면 더욱 좋다.

파트3 35 변비에는 알로에가 좋다?

　변비는 성가신 질환이다. 음식을 섭취하고 소화시키는데 장애가 따르는 위장 질환도 괴로운 것이지만 소화가 다된 음식의 찌꺼기를 배설해내는데 장애가 따르는 대장의 질환도 그에 못지않은 괴로움을 준다. 쾌변은 가벼운 몸과 상쾌한 컨디션, 장의 건강을 약속하지만 변비는 무거운 몸과 불쾌한 기분과 장의 불건강을 가져다준다.

　변비란 것은 무엇일까? 혹자는 대변을 매일 보지 못하는 것을 변비라고 하고 혹자는 대변이 단단하게 굳어서 나오는 것을 변비라고 한다. 그러나 변비의 정확한 의미는 쾌변이 아닌 변이다. 즉 하루에 한 번씩 규칙적으로 대변을 보더라도 시원하지 않고 보고 난 후에도 뒤가 무겁고 불쾌한 느낌이 들면 그것은 변비에 속하고, 며칠에 한 번씩 대변을 보더라도 대변을 보지 못하는 날에 아무런 불쾌감을 느끼지 못하고 대변을 보고 나면 시원하고 상쾌한 기분이 든다면 그것은 변비가 아닌 것이다.

　변비는 그 자체로도 괴로운 질병이지만 몸에 여러 가지 다른 현상을 불러일으키기도 하는데, 여드름 같은 피부병이나 소화불량 등의 위장장애를 동반하기도 하고 고혈압이나 뇌혈관질환이 있는 경우에는 그 증세를 악화시키기도 한다.

일반적으로 변비에 걸리면 근본적인 원인 치료는 하지 않고 어떻게든 대변만 잘 나오게 할 목적으로 여러 가지 대변을 소통시키는 약이나 민간약들을 이것저것 함부로 먹어서 몸 속의 병을 점점 키우는 경우를 자주 보게 되는데 이는 삼가야 할 일이다. 대장을 근본적으로 튼튼하게 만들지 않고 일시적으로 대변만 소통시키는 약을 쓰게 되면 당장은 대변을 볼 수 있으므로 잠깐 시원한 느낌을 가질 수는 있을 것이다. 그러나 대장의 기능은 점점 더 약화되어 나중에는 변비약의 양을 많이 늘려야만 대변을 볼 수 있으며 결국 변비약의 도움 없이 자신의 힘으로는 대변을 못 볼 정도로 대장이 무력해진다. 그때가 되서야 후회를 하지만 이미 병은 깊어질 대로 깊어진 경우가 많다.

변비가 오면 흔히 손쉽게 먹게 되는 민간약 중의 하나가 알로에다. 알로에는 최근에 새로 나온 것처럼 알려져 있으나 오랜 옛날부터 한방에서는 노회(蘆薈)라는 이름으로 쓰이던 약재다. 알로에는 해열작용이 있어서 발열성 질환에 해열제로도 사용했고, 살충작용이 있어서 뱃속에 회충 등의 기생충이 있을 때도 쓰였으며, 사하작용(설사를 일으키는 작용)이 있어서 변비에도 써왔다. 그러나 알로에의 사하작용은 일시적으로 설사작용을 일으켜 대변을 통하게 하는 것이지 대장을 근본적으로 치료하는 것은 아니므로 변비가 심할 때에 잠깐 쓰는 임시치료제이다. 일시적 통변이 이루어지고 나면 근본적인 치료에 바로 들어가야 하는 것이다.

변비에 알로에를 쓰는 것은 이러한 알로에의 사하작용을 응용한 것인데 알로에의 복용량을 줄여서 먹으면 설사는 일어나지 않고 대변이 조금 물러지면서 일시적으로 통변 효과가 있는 것을 이용한 것이다. 모르는 사람들은 알로에를 먹고 나서 일시적으로 통변이 이루어지니까 알로에를 계속 먹으면 변비가 나아질 것으로 여기나 이는 잘못된 생각이다. 물론 체질에 따라서 알로에가 맞는 사람이라면 변비가 치료되는 경우도 가끔 있을 수 있으나 대부분의 사람들은 알로에의 장기복용으로 장기능이 무력해져서 다른 부작용으로 고생하게 된다.

알로에는 위열(胃熱)과 간열(肝熱)을 내리는 작용을 한다. 그러므로 과다한 위열과 간열 때문에 변비가 생기는 토음체질, 토양체질과 목양체질의 변비에 효과가 있으며 그런 체질은 계속 복용하여도 별 부작용 없이 변비가 좋아진다. 그러나 그 외의 체질에서는 알로에가 일시적으로 통변은 시켜주지만 계속 복용하면 부작용으로 몸에 여러 가지 질환이 생기게 된다. 특히 수음체질, 수양체질, 목음체질의 경우에 알로에를 장기 복용하면 위와 장기능이 허약해지고 아랫배가 차가워져서 만성설사, 복통, 소화불량, 장염, 과민성 대장염, 월경통, 월경불순, 무월경, 불임증 등이 오기 쉽다. 그러니 자신의 체질도 모르면서 일시적인 통변 효과만 보고 지속적으로 알로에를 복용하는 일은 없어야겠다.

	금음	금양	목음	목양	수음	수양	토음	토양
알로에	×△	×	×△	○	××	××	○○	○○

 | 해설 |

※ 각 체질의 변비에 좋은 것

1. 금음체질, 금양체질 : 양배추즙, 신선초즙, 케일즙 등 섬유질이

많이 포함되어 있는 푸른잎 채소가 좋다.
메밀도 좋으니 메밀 음식을 많이 먹는다.

2. **목음체질, 목양체질** : 무, 당근, 연근, 콩나물 등 뿌리채소를 많이 섭취한다. 참기름, 호두기름, 현미유, 올리브유 등 식물성 기름을 매일 한두 숟가락씩 먹는다. 잣, 땅콩, 아몬드, 호두 등의 견과류를 자주 먹는다. 목양체질은 알로에도 좋고 커피도 도움이 된다.

3. **수음체질, 수양체질** : 매식 후 뜨거운 물(숭늉)을 마시는 것이 좋다. 다시마, 해조류, 컴프리, 사과, 토마토 등을 많이 섭취한다. 참기름을 매일 한 숟가락씩 먹는다. 현미밥이 좋다.

4. **토음체질, 토양체질** : 아침 식전에 냉수를 한 컵씩 마시는 것이 좋다. 배추, 상추, 양배추, 미나리, 오이, 당근 등 자극성이 없는 채소를 많이 섭취한다. 들기름을 매일 한 숟가락씩 먹는다. 보리밥이 좋다.

36 위장병과 변비에는
아침 식전 냉수 한 잔이 좋다?

오래된 위장병이 있거나 고질적인 변비가 있는 사람 중에는 아침 식전에 냉수 한 잔을 고집하는 사람들이 가끔 있다. 이런저런 약으로 치료를 해보아도 병의 증세가 호전되는 경험을 하지 못한 사람들 중 아침 식전에 냉수 한 잔을 마시기 시작하면서 병이 조금씩 나아지는 경험을 한 사람들의 입을 통하여 전해진 민간요법이다.

생각하기에 따라서는 물이란 아무런 치료 효과가 없는 그냥 물일 뿐이므로 냉수를 마시고 나서 위장병이나 변비가 나아졌다는 것은 이해하기 어려운 일이라고 여기는 사람도 많을 것이다. 그렇지만 그것은 성분적 화학적인 면만으로 사물을 살펴보는 한정된 시각을 가진 생각이다. 물이란 단순히 물이 아니고 어떤 물이든 그 물이 가지고 있는 기가 있다.

어떤 물이 좋은 물일까? 물의 성분을 분석하여 화학적 산소요구량은 어느 정도이고, 어느 중금속이 몇 피피엠(ppm)이 함유되어 있으며, 대장균이 몇 마리가 있다는 결과를 얻어서 음용수의 기준을 만족시키면 그 물은 좋은 물일까? 성분적인 분석으로는 결코 좋은 물을 구별해낼 수 없다. 해로운 성분이 포함되어 있지 않은 맑고 깨끗한 물이 좋은 물이라는 것은 누구나 알고 있을 것이다. 그러나 그런 물질적인 기준뿐만 아니라 그 물이 가지고 있는 기를 파악해야 비로소 좋고 나쁜 물을 구별해낼 수 있다. 물이 가장 좋은 기를 가지고 있을 때에는 정확한 육각모양의 예쁜 결정체를 이루고 있으나 나쁜 기를 가지고 있을 때에는 그 결정이 변형되고 파괴되어 이상한 모양을 이룬다.

일반인들이 좋은 물을 구하기란 결코 쉽지가 않다. 우리 조상들이 정화수 한 그릇을 떠놓고 소원을 빌며 기도하는 모습을 보면서 '가진 것 없는 가난한 생활 때문에 물이라도 한 그릇 떠놓고 정성으로 기도를 드렸던 것이 아닌가' 하고 여긴다면 이는 틀린 시각이다. 물이란 만물의 파동을 그대로 기록하고 기억하며 옮기기도 하는 매체이다. 일종의 기록매체이자 전달매체의 역할을 하는 것이다.

어떤 사람이 자신의 소원을 간절하게 기도할 때 그 강력한 기도의 염(생각)은 파동이 되어 대기중에 방출된다. 이때 물이란 것은 그런 뜻을 가장 잘 기록할 수 있는 기록매체이자 가장 잘 전달할 수 있는 전달매체가 된다. 기도하는 사람의 뜻을 가장 잘 받아서 신에게 전달할 수 있는 매체가 물이란 물질이기 때문에 우리의 조상들은 정갈한 정화수 한 그릇을 떠놓고 열과 성을 다하여 기도를 올렸던 것이다.

물은 그렇게 자신이 처한 곳의 기운을 그대로 받아들여 기록하고 전사하는 특성이 있기 때문에 좋은 물이란 첫째, 때 타지 않은 맑은 기운이 있는 곳의 물(깊은 산속 같은 장소) 둘째, 악하거나 부정적인 감정을 방출하는 물체나 생물이 없는 곳의 물(기도처나 절

같은 장소) 셋째, 물리적 화학적 세균학적으로 오염되지 않은 물 (우리가 말하는 깨끗한 물) 등의 조건을 충족시킨다면 일단 좋은 물이라고 할 수 있을 것이다. 물론 그다지 좋은 물이 아니더라도 자신이 스스로 좋은 기운을 물에다 방출하여 그 물을 좋은 물로 바꿀 수 있다면 그것도 좋을 것이다. 이렇게 좋은 물을 구하여 매일 아침 식전에 마신다면 육체적으로 정신적으로 건강에 큰 도움을 받을 것이다. 특히 토양체질과 토음체질의 경우에는 위장병과 변비 등에 효과가 클 뿐 아니라 피부 알러지 질환, 불안, 불면, 두통 등의 신경성병, 부비동염, 알러지 비염 등에 큰 효과를 볼 수 있다. 그러므로 토양체질과 토음체질은 동네 약수터 등의 물을 이용하여 아침 식전에 냉수를 마시는 습관을 가지면 건강 유지에 큰 보탬이 된다.

물은 단순한 물이 아니다. 앞으로 물에 대한 연구가 많이 있을 것이다. 일부 선진국에서는 물에 대한 연구가 이미 상당히 깊이 이루어졌으며 물을 건강 증진과 질병 치료에 많이 활용하고 있다. 본원에서도 체질별로 각기 다른 좋은 물을 구해 개개인에 따라 필요한 기(파동)를 주입하여 건강 증진과 질병 치료에 활용, 좋은 반응을 얻고 있다. 앞으로 물에 대한 연구가 더 깊이 이루어지면 여태껏 치료가 어려웠던, 잘 낫지 않는 난치병들도 치료할 수 있는 길이 곧 열리리라 믿는다. 지금 수준으로도 점점 많은 난치병들이 치료가 가능해지고 있다.

	금음	금양	목음	목양	수음	수양	토음	토양
산성물	○○	○○	××	××	○	○	×	×
알칼리물	××	××	○○	○○	×	×	○	○

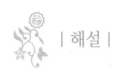 | 해설 |

※ 보통 산성 물은 건강에 나쁘다고 멀리하는 경향이 있으나 금
  음체질과 금양체질만은 산성물이 건강에 좋으니 산성물을 구
  하여 마시고 씻도록 한다. 목음체질과 목양체질의 경우에는
  알칼리성 물이 좋으니 알칼리성 물을 구하여 마시고 씻도록
  한다.

※ 예로부터 질병치료에 효험이 있다는 유명한 약수터는 모두
  강산성이다. 대신 전국에 있는 유명한 온천은 전부 알칼리성
  이다. 왜 그럴까?

37 요구르트는 위장병과 변비에 좋다?

위장병이나 변비가 있는 사람들이 많이 찾는 것 중의 하나가 요구르트다. 모두들 알고 있듯이 요구르트는 우유를 발효시켜 만든 유산균 음료다. 유산균이란 장 내에서 음식의 소화흡수를 돕는 유익한 균으로 우유를 발효시켜 만든 유산균을 마시면 장의 소화작용을 도와서 음식물의 소화흡수 능력을 강하게 만들어주는 역할을 한다. 그런 좋은 논리로 따지자면 유산균 음료는 누구에게나 좋은 작용을 해야 하는데 실제로는 그렇지 않다.

각 나라에 따라서는 양이나 염소 등 다른 동물의 젖을 이용하기도 하지만 요구르트는 대체적으로 우유를 발효시켜 만든 음료이다. 요구르트는 장에 좋은 역할을 하는 유산균 음료라고 하지만 그 재료가 우유라는 육류 계통, 즉 동물성 물질을 원료로 하여 만든 식품이기 때문에 육식이 몸에 맞지 않는 체질에는 좋지 않다. 물론 육류 계통이 해로운 체질들에게는 우유를 그대로 마시는 것보다는 한 번 발효된 요구르트를 마시는 것이 훨씬 덜 해로운 것은 사실이다. 그 이유는 우유가 발효, 숙성되는 과정에서 우유의 고유한 성질이 많이 변하기 때문이다. 그러나 우유보다 덜 해롭다고 해도 요구르트 역시 육류가 맞지 않는 체질들에게 해롭게 작용하기는 마찬가지다.

엄격히 말하자면 장에 좋은 역할을 하는 유산균은 몸 밖에서 요구르트의 형태로 보충해준다고 해서 보충되는 것이 아니다. 그 이유 중의 하나가 유산균을 마시면 입과 식도와 위장을 거쳐 장에 도착하게 되는데 그 과정에서 거의 대부분의 유산균이 죽어버린다는 것이다. 그 이유는 유산균이 위장에서 강력한 산성위액을 만나기 때문인데 이 때문에 유산균을 마신다는 것이 별 의미 없는 일이 된다. 그러나 정작 중요한 이유는 다른 데 있다.

유산균이란 우리의 장 내에서 살아가는 여러 가지 균들 중의 하나로 장 내에는 장의 소화 흡수기능을 돕고 몸도 튼튼하게 하는 유익한 균들도 있고 반대로 장의 소화 흡수기능을 방해하고 몸에 병을 일으키는 나쁜 균들도 있다. 우리 몸 속의 장 내에서 기생하는 이러한 여러 가지 균들은 다른 모든 균들과 마찬가지로 한 가지 법칙을 가지고 있다. 그것은 어떤 균이 살기 좋은 조건이 장 내에 만들어지면 그 균은 잘 번식하여 개체수가 계속 증가하며, 어떤 균이 살기 어려운 조건이 장 내에 만들어지면 그 균은 번식하지 못하고 개체수가 감소하거나 아예 없어진다는 것이다.

장을 튼튼하게 만들어 준다는 유산균도 마찬가지다. 장 내에 유산균이 활동하기 좋고 살기 좋은 조건이 만들어지면 유산균은 번식에 번식을 거듭하는 반면 나쁜 균들은 죽게 되어 장 내에는 유익한 유산균들로 가득 차게 된다. 그러나 장 내에 유산균이 살기 어려운 조건이 만들어지면 유산균은 번식하지 못하고 개체수가 점점 줄어드는 반면 나쁜 균들은 계속 번식하여 장 내에는 유산균이 아닌 나쁜 균들로 채워지게 된다. 그러므로 강력한 위산의 작용과 유산균의 장 내 생존 조건 등을 함께 고려해볼 때 장이 나쁜 상태라고 하여 유산균을 마셔서 보충한다는 것은 효율적인 면에서 그렇게 좋은 방법이 아니다. 요즘에는 위산에 의해 유산균이 죽어버리는 것을 막기 위해 보호막으로 둘러싸서 장에까지 도달할 수 있게 만든 유산균 음료를 개발하여 시판하고 있지만 엄격히 말하자면 별 의미가 없는 일이라 할 수 있다. 왜냐하면 유산균을 보호막으로 둘러싸서 장까지 잘 도달시킨다 해도 장 내의 조건이 유산균이 잘 번식할 수 있는 조건이 아니라면 금방 죽어 좋은 장 상태가 유지될 수 없기 때문이다.

즉 장이 좋은 상태라면 굳이 외부에서 유산균을 보충해주지 않아도 장 내에는 유산균이 잘 번식하여 활동하고 있을 것이고 외부에서 유산균을 보충해줄 정도로 유산균이 모자란 사람은 장 내의 상태가 좋지 않아 유산균이 번식을 하지 못하고 있는 것이므로 외부에서 유산균을 보충해주어도 장 내에서 잘 자라거나 번식을 하지 못하게 된다는 것이다. 자연의 법칙이란 장이 좋은 조건을 가지고 있으면 소수의 유산균만 있더라도 금방 번식하여 장내에는 좋은 유산균으로 가득 차게 되어 있으므로 사실은 유산균을 일부러 외부에서 보충해줄 필요가 없는 것이다.

그러면 요구르트 같은 유산균 음료는 전혀 필요 없는 것인가? 그렇지 않다. 우유를 발효시켜 만든 요구르트 같은 유산균 음료는 그 섭취의 의미를 우리가 알고 있는 것과는 다른 데 두어야 한다. 즉 성분적인 분석으로 해석하지 말고 유산균 음료가 가지고 있는 기를 봐야 하는 것이다. 유산균 음료를 마실 때에는 장에 유익한 유산균을 섭취한다는 뜻으로 마시는 것이 아니라 우유를 발효시킨 식품으로서의 기를 보고 마셔야 하는 것이다.

실제로 육식이 해로운 금음체질과 금양체질에서는 요구르트를 마시면 처음에는 좋은 듯, 별 변화가 없는 듯하다가 몇 달이고 몇 년이고 오래도록 마시면 점차 위장병, 피부병 등 여러 가지 병이 서서히 나타난다. 그런 체질에서는 초기에 요구르트를 마시고 나서 소화가 잘된다든지 대변이 황금색으로 바뀌었다든지 변비가 나아졌다든지 하는 부분적인 증상의 개선이 나타난다 하더라도 마시지 않는 것이 나중의 건강을 위해서 더 좋은 방법이다. 그러나 육식이 이로운 목음체질과 목양체질에서는 요구르트를 마신 후에 속이 안 좋거나 설사를 하거나 소화가 되지 않고 더부룩한 증세가 오더라도 계속 마시면 처음에 좋지 않았던 증세도 점차 사라지고 건강도 점점 좋아지게 된다.

문제는 요구르트를 마시는 방법인데 목음체질과 목양체질들이 요구르트를 마시고 나서 설사를 하거나 속이 좋지 않은 것은 요구르트를 차게 해서 마시는 것이 원인인 경우가 많으므로 그런 경우에는 요구르트를 따뜻하게 데워서 마시도록 한다. 요구르트를 따뜻하게 데우는 방법으로는 따뜻한 물 속에 요구르트를 잠시 넣어 두는 것이 제일 좋다.

유산균 음료도 많은 제품들이 개발되었다. 그중에는 과일즙을 첨가한 제품이 많이 있는데 첨가한 과일즙도 자신의 체질에 맞아야 하니 잘 살펴보고 골라야 한다. 그리고 마시는 요구르트뿐만 아니라 떠먹는 요구르트도 개발되어 있는데 이 역시 첨가한 과일즙을 잘 살펴보아야 한다.

	금음	금양	목음	목양	수음	수양	토음	토양
요구르트	X	X	○○	○○	○	○△	X	X

※ 각 체질에 좋은 과일즙 첨가 요구르트

1. **금음체질, 금양체질** : 요구르트 자체가 해로우니 마시지 않도록 한다.

2. **목음체질, 목양체질** : 사과 요구르트, 살구 요구르트.(배나 수박 요구르트를 개발하면 그 이상 좋은 것이 없다)

3. **수음체질, 수양체질** : 사과 요구르트, 포도 요구르트.(귤이나 오렌지 요구르트를 개발하면 그 이상 좋은 것이 없다)

4. **토음체질, 토양체질** : 소화기능을 강화시키는 요구르트는 체질 특성상 맞지 않다. 마시려면 딸기 요구르트가 그중 낫다.(감이나 참외 요구르트를 개발하면 그나마 해로움이 덜하다)

38 소고기는 누구에게나 좋은 식품이다?

우리나라 사람들에게 소란 동물의 의미는 각별하다. 옛날 농경사회에서는 소가 없으면 농사를 지을 수가 없었기 때문에 소는 단순히 고기를 공급해주는 동물의 역할이 아니라 재산과 노동력의 상징이었다. 그래서 예로부터 소를 팔아서 공부를 시켰다느니 시집, 장가를 보냈다느니 하는 이야기가 많이 있었으며 무슨 큰 경사가 아니고서는 소를 잡아서 먹는 날이 극히 드물었다. 그렇게 귀한 소였기에 우리의 선조들은 소의 머리부터 꼬리까지, 심지어 내장까지도 하나도 버리지 않고 완벽하게 조리를 해먹었던 것이다. 이는 식용할 육류가 풍부했던 서양사람들이 소의 고기 부분만 먹고 나머지는 버리는 것과 대조적이라 할 수 있다.

우리나라 사람들이 다른 육류보다 소고기를 선호했던 이유는 예로부터 소고기가 귀했다는 것 외에 다른 이유가 하나 더 있다. 그것은 다른 육류와는 달리 소고기는 먹어서 해로운 체질이 금음체질과 금양체질밖에 없었던 것이 큰 이유였다. 즉 닭고기는 토음체질, 토양체질, 금음체질, 금양체질 등에 해롭게 작용하고 돼지고기는 수음체질, 수양체질, 금음체질, 금양체질 등에 해롭게 작용하므로 먹어서 해로움을 느끼는 사람들의 수효가 많은 편이다. 반면에 소고기는 금음체질, 금양체질만 해로움을 느끼니 그만큼 해로움을 느끼는 사람들의 수효가 적은 편이다. 그런 이유로 오래 전부터 우리나라 사람들은 다른 육류보다 소고기를 선호해왔던 것이다.

살펴보았듯이 소고기는 다른 육류보다 먹어서 해로움을 느끼는 사람들의 수효가 적으므로 좋은 육류 공급원이 된 것은 사실이나 그렇다 하여도 금음체질과 금양체질의 경우에는 해롭게 작용한다. 그 이유는 소고기는 폐대장의 허약과 무력증을 치료하는 효능이 있는데 금음체질과 금양체질은 선천적으로 폐대장의 기를 강하게 타고났으므로 소고기가 체질적 특성에 맞지 않기 때문이다. 육식이 몸에 맞는 체질은 점심 때 소고기를 먹어도 저녁 식사를 잘할 수 있다. 육식이 체질에 맞기 때문에 고기를 먹어도 소화가 잘되는 것이다.

그러나 금음체질과 금양체질은 소고기를 먹으면 다음 식사 때가 되어도 배가 고프지 않고 식사할 생각이 없다. 이는 소고기가 체질에 맞지 않아서 소화가 더디게 되어 나타나는 현상인데, 당장 몸에 나쁜 변화가 일어나지 않고 소화에 아무런 부담이 없다 하더라도 금음체질, 금양체질들은 소고기를 먹지 않는 것이 좋다. 비단 소고기뿐만 아니라 소에서 나오는 재료를 사용하여 만든 모든 식품들, 예를 들어서 우유, 요구르트, 치즈, 버터, 소시지 등도 해롭게 작용하니 멀리하는 것이 좋다.

금음체질과 금양체질들이 소고기를 많이 먹으면 비만, 당뇨, 고지혈증, 중풍, 위염, 대장염, 피부염 등이 잘 생기게 된다. 몸이 허약한 사람들에게 소뼈나 소고기로 만든 곰국 등을 만들어서 먹이는 것은 오래된 민간건강법이지만 이처럼 소고기가 체질에 맞지 않는 금음체질과 금양체질의 경우에는 몸이 나빠지고 건강이 더 안 좋아지게 되므로 조심해야겠다.

	금음	금양	목음	목양	수음	수양	토음	토양
소고기	××	××	○○	○○	○	×△	×	○

39 자기가 좋아하는 음식이
자기 몸에 이로운 음식이다?

많은 사람들이 잘못 알고 있는 것 중의 하나가 자기가 먹고 싶어서 먹는 음식은 자신이 필요해서 섭취하는 영양분일 테니 자신의 몸에 맞는 것이 아니냐는 생각이다. 그랬으면 얼마나 좋겠는가마는 유감스럽게도 틀린 생각이다. 만일 그런 생각이 맞는다면 사람들은 자신이 먹고 싶은 것만 찾아 먹으면 모두들 무병장수할 텐데 실은 전혀 그렇지 못하다.

사람의 수명은 출생할 때에는 누구나 똑같이 하늘로부터 120세를 받아 태어난다. 그러나 각자마다 수명이 틀린 것은 사는 동안 자신이 얼마나 해로운 것들을 많이 접했는가에 따라 달라지기 때문이다. 그렇기 때문에 대부분의 사람들은 100세 이상을 살다가 자연사하는 것이 아니라 대부분 60~80세 사이에 병사하게 되는 것이다.

거의 모든 동물들은 본능적으로 자신에게 맞는 먹거리와 맞지 않는 먹거리를 잘 알고 구별하나 유독 사람만이 좋고 나쁜 것보다는 맛이 있고 없는 것에 따라 먹거리를 구별하고 있다. 그 결과로 인간은 다른 자연상태의 동물들과 달리 숱한 질병에 시달리는 상황을 자초하게 된 것이다. 그러면 어떤 것이 우리의 몸에 좋은 음식이고 어떤 것이 우리의 몸에 나쁜 음식일까? 그것은 각자의 체질에 따라 달라진다.

각 체질에 좋고 나쁜 음식의 원칙을 살펴보면 다음과 같다.

- **금음체질** : 간장, 담낭, 심장, 소장의 기능을 강화하는 음식은 좋고 폐장, 대장, 신장, 방광의 기능을 강화하는 음식은 나쁘다.
- **금양체질** : 간장, 담낭, 신장, 방광의 기능을 강화하는 음식은 좋고 폐장, 대장, 췌장, 위장의 기능을 강화하는 음식은 나쁘다.
- **목음체질** : 폐장, 대장, 신장, 방광의 기능을 강화하는 음식은 좋고 간장, 담낭, 심장, 소장의 기능을 강화하는 음식은 나쁘다.
- **목양체질** : 폐장, 대장, 췌장, 위장의 기능을 강화하는 음식은 좋고 간장, 담낭, 신장, 방광의 기능을 강화하는 음식은 나쁘다.
- **수음체질** : 췌장, 위장, 폐장, 대장의 기능을 강화하는 음식은 좋고 신장, 방광, 간장, 담낭의 기능을 강화하는 음식은 나쁘다.
- **수양체질** : 췌장, 위장, 심장, 소장의 기능을 강화하는 음식은 좋고 신장, 방광, 폐장, 대장의 기능을 강화하는 음식은 나쁘다.
- **토음체질** : 신장, 방광, 간장, 담낭의 기능을 강화하는 음식은 좋고 췌장, 위장, 폐장, 대장의 기능을 강화하는 음

식은 나쁘다.

- **토양체질** : 신장, 방광, 폐장, 대장의 기능을 강화하는 음식은
  좋고 췌장, 위장, 심장, 소장의 기능을 강화하는 음
  식은 나쁘다.

이처럼 사람은 각자의 체질에 따라 몸을 건강하게 만드는 음식
과 몸을 병들게 만드는 음식이 서로 다른데 그 구별을 하지 않고
입맛만 좇아 음식을 선택하게 되면 젊었을 때는 모르지만 나이가
들어감에 따라 필시 여러 가지 병들이 찾아온다. 이러한 병들은 정
확하게 표현하자면 나이가 들어서 오는 것이 아니라 자기 체질에
맞지 않는 음식을 많이 그리고 오래도록 먹음으로 해서 자신의 생
체 에너지의 균형이 깨어져 스스로 병을 불러들이는 것이라 할 수
있다. 단순히 나이가 들었다는 이유 때문에 병이 오는 것은 아니
다. 아무리 나이가 들었다 해도 자신의 생체 에너지의 균형과 조화
만 잘 이루어져 있다면 체력은 예전만 못할지라도 질병은 오지 않
는 것이다.

사람은 누구나 자신의 체질을 정확히 알고 그 체질의 특성에 맞
게 음식을 먹으며 운동을 하면 한평생 큰 질병 없이 건강하고 행복
하게 살 수 있다. 그러나 자신의 체질을 모르고 아무렇게나 생활한
다면 나이가 듦에 따라 질병을 피하기 어렵고 천수를 누리기가 힘
든 법이다.

그러면 우리의 입에 당겨서 섭취하게 되는 음식물은 우리의 건
강과 어떤 관계가 있을까? 먼저 우리가 좋아하는 음식은 어릴 때
의 식습관과 관계가 있다. 육식이 해로운 체질이 어릴 때에 분유를
먹고 자랐다면 그 아이는 육류의 맛에 길들여져서 커서도 육류나

유제품 등을 좋아한다. 그러므로 그런 아이는 평생 아토피 피부염, 알러지 비염, 천식, 비만, 당뇨, 고지혈증, 고혈압, 중풍 등의 질병으로 고생하게 되는 것이다. 만일 육식이 해로운 체질이 어릴 때에 분유를 먹지 않고 모유를 먹고 자랐다면 그 아이는 정상적인 미각의 분별력을 잃지 않고 어른이 되어서도 자신의 체질에 맞지 않는 육류와 유제품을 꺼리고 과일, 채소 등을 좋아하게 된다. 그런 아이는 평생 큰 질병 없이 건강하게 살 수 있는 것이다.

그와는 반대로 육류와 유제품이 좋은 체질이 어릴 때에 채소를 주로 먹고 자랐다면 그 아이는 채소의 맛에 길들여져서 커서도 자신의 체질에 맞는 육류를 싫어하고 체질에 맞지 않는 채소를 좋아하게 되어 있다. 그러므로 그런 아이는 평생 간염, 간경화, 간암, 피로, 위장병, 고지혈증, 고혈압, 중풍 등의 질병으로 고생하게 된다.

우리가 좋아하는 음식은 정신적인 면과도 관계가 있다. 어떤 종교는 먹어서는 안될 음식을 명시하여 그런 음식은 전혀 먹지 못하게 하는 곳이 있는데 이것도 정신적인 면이 음식의 섭취에 영향을 주는 것이다. 어릴 때에 소나 돼지, 닭이나 개 등을 도살하는 장면을 보고 충격을 받아서 평생 육식을 하지 않는 사람도 있는데 그것 역시 정신적인 면이 음식의 섭취에 영향을 주는 것이다. 또한 영적인 것에 관심이 많은 사람이나 정신 수양을 하는 사람들은 채식 등 특정 식품만 먹기를 고집하는데 이 역시 마찬가지다.

그 외에도 농약을 친 채소를 엄격히 제한하여 유기농법으로 지은 채소만 고집한다든지, 성장 호르몬을 투여하여 기른 육류나 거기서 나온 우유, 계란 등의 부산물은 절대 먹지 않는다든지, 어떤 음식에는 무슨 성분이 많아서 몸에 흡수되면 무슨 작용을 하므로 의도적으로 많이 먹는다든지 하는 것들도 정신적인 면이 음식의 섭취에 영향을 주는 것이라 하겠다.

이렇게 우리의 입에 당기는 음식은 우리의 몸에 좋은 것일 수도 있지만 여러 가지 다른 상황으로 기인된, 몸에 나쁜 것일 수도 있다. 그러므로 우리는 무조건 입에 당긴다고 많이 먹지 말고 먼저 자신의 체질을 정확히 알고 나서 그에 맞는 음식을 즐겨 먹어야 한다. 그래야 건강이 좋아지고 질병의 치료 역시 잘되는 것이다.

40 먹고 소화만 잘 시킬 수 있는 음식이면 몸에 해롭지 않다?

환자들을 치료하다보면 여러 가지 질문을 받게 되는데 그 중에는 음식에 관한 질문이 상당히 많은 편이다. 환자의 체질을 감별하고 나서 각자의 체질에 좋고 나쁜 음식을 알려주면 환자들이 의문을 품고 많이 하게 되는 질문이 있다. 즉 자신은 자신의 체질에 해롭다고 되어 있는 음식을 먹어도 소화가 잘될 뿐만 아니라 전혀 몸에 나쁘다는 반응을 느끼지 못하는데 그것이 왜 해로운가라는 질문이다.

많은 사람들이 체질에 맞는 음식과 맞지 않는 음식의 구분이, 먹어서 소화가 잘되고, 되지 않고에 따라 결정되는 것처럼 여기고 있으나 이는 잘못된 생각이다. 먹어서 소화가 잘되고, 잘되지 않고는 그 음식의 특성과 그 사람의 소화력 정도에 따라 달라지는 것이지 체질에 맞고 안 맞고에 따라 달라지는 것이 아니다. 예를 들어 닭고기가 몸에 좋은 수음체질, 수양체질, 목음체질, 목양체질 등에서도 여러 가지 이유로 인하여 위장의 소화력이 약화되었을 때에는 언제든지 닭고기를 먹고 나서 소화장애를 경험할 수 있는 것이다. 그런 때에는 위장의 소화력이 회복될 때까지 당분간은 닭고기 대신 닭고기를 이용한 스프나 국물 등을 먹는 것이 좋고 소화력이 완전히 회복되고 난 이후에 직접 닭고기를 먹는 것이 좋다. 즉 이럴 때에는 닭고기가 체질에 맞지 않아서 소화가 되지 않는 것이 아니라 자신의 소화력이 약해진 결과로 온 것이므로 우선 소화에 부담이 없는 닭고기 스프나 국물로 몸의 기력을 돋운 다음 점차 닭고기를 먹으면 무리 없이 건강이 좋아지게 되는 것이다.

그와는 반대로 닭고기가 해로운 금음체질, 금양체질, 토음체질, 토양체질 등이 닭고기나 닭고기 스프, 국물 등을 먹고 난 후 소화에 아무런 불편함이 없고 또 몸에도 별다른 이상을 느끼지 못한다 하더라도 그런 체질들은 닭고기를 재료로 한 음식을 먹지 않는 것이 좋다. 물론 소화력이 약해져 있는 사람이라면 닭고기를 먹은 후 위장에 부담이 되거나 소화장애를 일으킬 수 있겠지만 닭고기가 해로운 체질 중에서도 소화력이 강한 사람이라면 당장은 위장이나 몸에 아무런 지장을 느끼지 못한다. 닭고기를 먹고 나서 위장에 아무런 부담이 느껴지지 않고 소화가 잘되는 경우, 닭고기가 몸에 맞아서 그런 것 아닌가 하고 여길 수도 있으나 이는 틀린 생각이다.

닭고기가 해로운 체질 중에서 소화력이 좋아서 닭고기를 먹어도 아무런 부담을 느끼지 않고 잘 먹는 사람과 소화력이 약하여 닭고기를 먹으면 잘 체하고 부담스러워 잘 먹지 않는 사람과 지금 현재 어떤 사람의 건강이 좋다고 할 수 있을까? 그 대답은 물론 소화력이 좋아서 닭고기를 잘 먹는 사람일 것이다. 그러면 닭고기를 잘 소화시키는 쪽과 잘 소화시키지 못하는 쪽 중 어느쪽이 더 건강한 삶을 살고 장수할 수 있을까? 그것은 장담할 수는 없지만 닭고기를 잘 소화시키지 못하는 쪽일 가능성이 훨씬 크다. 왜 그럴까?

지금 현재의 건강 상태로 보아서는 닭고기를 잘 소화시키는 쪽이 건강이 좋은 것이 사실이다. 그렇지만 닭고기를 잘 소화시키는 쪽은 닭고기가 소화에 아무런 문제를 일으키지 않으므로 체질에 해로운 음식을 많이 먹게 될 것이고 그렇게 되면 결국 체질에 맞지 않는 음식 성분이 쌓여서 언젠가는 큰 질병에 걸리기 쉽다. 반면에 닭고기를 잘 소화시키지 못해 먹지 않는 쪽은 체질에 맞지 않는 닭고기를 평소에 먹지 않으므로 그 해로움을 입을 일이 없으니 건강이 나빠지지 않고 질병에도 잘 걸리지 않게 된다. 그러므로 소화력이 좋아서 이것저것 닥치는 대로 먹어도 아무런 지장이 없다는 것이 꼭 좋은 일만은 아닌 것이다.

우리는 아무것이나 잘 먹고 힘도 잘 쓰던 사람이 어느 날 갑자기 중풍이나 암, 당뇨에 걸리는 것을 자주 보게 된다. 그리고 그와는 반대로 평소에 위장이 약해 아무거나 잘 먹지도 못하고 많이 가려 먹는 사람이 큰 질병 없이 장수하는 경우도 자주 보게 된다. 그 이유는 앞에 설명했듯이 위장의 소화력과 평소 즐겨 먹는 음식의 상관관계 때문이다.

즉 위장기능이 좋아서 아무 음식이나 먹어도 소화에 전혀 부담이 없는 사람은 그 좋은 소화기능 때문에 체질에 맞지 않는 음식을 많이 섭취하게 되어 오히려 질병을 불러들이는 반사손해를 보게 된다. 반면 위장기능이 좋지 않아서 자신에게 부담이 없는 음식만 가려서 먹는 사람은 좋지 않은 자신의 소화기능 때문에 체질에 맞지 않는 음식을 멀리하게 되어 오히려 질병을 예방할 수 있는 반사이익을 얻는 것이다.

이제 우리는 아무거나 잘 먹고 소화를 잘 시킨다고 해서 꼭 좋은 것이라고 할 수는 없음을 알았다. 건강의 비결은 건강할 때에 미리 건강을 지키는 것이다. 큰 병을 얻은 뒤 자신의 체질을 알고 거기에 맞게 치료를 하며 음식을 가려먹는 것은 늦은 방법이다. 그보다 더 좋은 방법은 병이 생기기 전에 미리 자신의 체질을 정확히 알아서 평소에 해로운 것들을 멀리하는 것이다. 건강을 지키는 데 있어서 그 보다 더 좋은 방법은 없다.

41 편식을 하지 말고 골고루 먹어야 건강해진다?

편식을 하지 말고 여러 가지 음식을 골고루 먹어야 건강에 좋다는 말은 현대인이라면 누구나 알고 있는 보편적인 상식이다. 그렇지만 그것은 틀린 상식이다. 왜 여러 가지 음식을 골고루 먹어야 좋다는 것이 틀린 말이 될까? 만일 골고루 먹어야 건강해진다는 말이 틀린 말이라면 우리는 어떤 음식을 어떻게 먹어야 건강을 잘 지키는 식생활을 하게 되는 것일까?

인류는 문명과 지식을 지속적으로 발달시키면서 여러 분야에서 비약적인 발전을 거듭했다. 그러나 유감스럽게도 인류에게 있어 제일 중요하다고 할 수 있는 의학 분야에서만큼은 생명의 기원, 질병의 원리, 건강의 조건 같은 것들을 규명할 열쇠도 아직 찾지 못하는 등 만족할 만한 수준에 미치지 못한다고 할 수 있다. 그런 수준에 미치지 못한 의학은 건강에 관한 여러 가지 잘못된 지식들을 만들어냈는데 편식을 하지 말고 골고루 먹어야 건강해진다는 것도 그중 하나라고 할 수 있다.

편식을 하지 말고 음식을 골고루 먹어야 건강해진다는 상식은 모든 인간이 똑같은 생리적·병리적 조건을 가지고 있다는 전제하에서 출발한다. 그러나 유감스럽게도 인간에게는 남과 구별되는 자신만의 고유한 생리적·병리적 특징이 있는데 그것을 한마디로 이야기한다면 '체질'이라고 할 수 있다. 남과는 다른 자신만의 고유한 특성, 즉 체질을 타고나는 인간은 자신이 약하게 타고난 장기와 강하게 타고난 장기가 틀리는데 그런 장기간의 상호강약 편차에 따라 건강에 도움이 되는 음식과 해로움이 오는 음식이 서로 틀리게 된다.

우리가 섭취하는 식품은 각각 고유의 기를 가지고 있으며 그 기에 따라 몸에 흡수되어 나타나는 작용이 달라진다. 각각의 음식마다 사람의 몸에 흡수되어 나타나는 효능과 작용이 틀린 것은 바로 그 식품이 가지고 있는 고유한 기 때문이다. 그러므로 자신의 체질을 정확히 모르면서 어느 한 가지 음식을 많이 섭취했을 때 다행히 그 음식의 기가 자신의 체질과 맞는다면 건강이 좋아지겠지만 반대로 맞지 않는다면 건강이 나빠지는 결과를 초래한다.

이러한 사태를 예방하려면 한 가지 음식만 편향되게 먹지 말고 여러 가지 음식을 골고루 먹어야 한다. 즉 '여러 가지 음식을 골고루 먹어야 건강에 좋다'라는 말은 이렇게 자신이 어떤 체질인지 모르고 어떤 음식이 좋은지 나쁜지 알 수 없는 경우 자신의 체질을 정확히 알 때까지 임시적으로 시행하는 방법으로서의 가치뿐인 것이다.

간단히 예를 들어 영양학적으로 아주 훌륭한 식품이라는 계란의 경우를 보자. 계란을 먹고 건강이 좋아지는 사람이 있는 반면 계란을 먹어도 몸에 별 반응이 없는 사람도 있고 또 계란을 먹었다 하면 알러지가 생긴다든지 소화가 안된다든지 병이 악화된다든지 하는 사람도 있다. 그것은 계란이 가지고 있는 고유한 기 때문인데 계란 노른자는 폐대장과 신방광의 허약과 무력증을 다스리는 기를 가지고 있고 계란 흰자는 위장의 과도한 열과 과다한 기능을 정상적으로 내리는 기를 가지고 있기 때문이다. 그러므로 계란의 기가 자신의 체질과 맞으면 먹었을 때 건강이 좋아지고 계란이 가지고 있는 기가 자신의 신체적 특성에 맞지 않으면 오히려 건강이 나빠지게 되는 것이다.

이렇듯 자신에게 맞는 음식과 맞지 않는 음식을 알려면 먼저 자신의 체질을 정확히 감별해야 하고 그 다음으로 각각의 식품이 가지고 있는 기를 정확히 파악해야 한다. 그 후에야 어떤 음식이 어떠한 기를 가졌으니 나의 생리적 · 병리적 특성에 맞다, 맞지 않다를 정확히 판단할 수 있는 것이다.

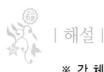 | 해설 |

※ 각 체질에 좋은 음식, 나쁜 음식

1. **금음체질과 금양체질** : 푸른잎 채소, 등푸른 생선, 일부 과일 (청포도, 키위) 등.

2. **목음체질과 목양체질** : 육식, 뿌리채소, 등푸르지 않은 생선, 견과류, 일부 과일(배, 메론) 등.

3. **수음체질과 수양체질** : 몸을 따뜻하게 하는 음식, 열을 일으키는 음식 등.

4. **토음체질과 토양체질** : 몸을 시원하게 하는 음식, 차게 만드는 음식 등.

※ 각 체질에 좋고 나쁜 음식의 분류는 『가족 건강을 지키는 하늘건강법』에 자세히 나와있다.

42 중풍 치료에는 오리 피가 좋다?

중풍, 즉 뇌졸중의 치료에 쓰이는 민간약들은 여러 가지 많이 있지만 오리의 피도 그중 하나이다. 중풍에 걸렸을 때 치료를 위하여 오리 피를 마시는 사람도 있지만 어떤 이들은 중풍이 들기도 전에 중풍을 예방한다고 미리 오리 피를 마시기도 한다. 오리 피는 정말 중풍을 치료하고 예방하는 효과가 있을까?

먼저 오리 피가 왜 중풍의 치료에 쓰이게 되었는가를 살펴보자. 집오리가 아닌 야생 오리는 추운 지방에서 살면서도 차가운 물 위에서 생활한다. 우리 선조들은 오리가 얼음이 얼 정도로 차가운 물 위에 살면서도 동상에 걸리지 않고 몸 속의 혈액도 응고되지 않는 것을 유심히 관찰했다. 즉 오리는 그 특성상 열이 많다는 것과 오리의 피 속에는 혈액의 응고를 방지하는 무엇이 있다는 것을 발견했던 것이다. 그런 오리 피의 항 혈액응고 기능을 실생활에 활용한 것이 중풍 치료에의 응용이었다.

중풍은 뇌 속의 혈관이 막히거나 터져서 유발되는 질환인데 뇌 속의 혈관이 막혀서 오는 경우가 대부분이다. 뇌 속의 혈관이 막혀서 오는 중풍을 뇌경색이라고 하는데 이러한 뇌경색이 일어났을 경우에 오리 피는 경색을 일으키는 물질, 즉 뇌 속의 혈관을 막고 있는 여러 가지 응고물들을 녹이는 기능을 한다. 바로 이것이 중풍에 오리 피를 쓰게 된 이유인데 문제는 오리 피가 모든 사람에게 그런 작용을 하는 것은 아니라는 데 있다.

앞서 살펴보았듯이 오리는 그 성질상 열이 많은데 그 특성으로 인하여 수음체질, 수양체질, 목음체질, 목양체질 등에게는 오리가 좋은 역할을 하지만 토음체질, 토양체질, 금음체질, 금양체질 등에게는 좋지 않은 역할을 한다. 즉 수음체질, 수양체질, 목음체질, 목양체질 들에게는 오리 피나 오리고기가 중풍의 치료에 도움이 되지만 토음체질, 토양체질, 금음체질, 금양체질 들에게는 중풍이 오히려 악화되고 만다.

특히 토음체질, 토양체질, 금음체질, 금양체질 들에게 뇌출혈로 중풍이 왔을 때에는 오리 피나 오리고기가 치명적인 해로움을 입혀 자칫 생명을 잃게 할 수도 있으니 아주 조심해야 한다. 그 이유는 토음체질, 토양체질, 금음체질, 금양체질에게는 오리고기나 오리 피가 체질적 특성에도 맞지 않고 뇌출혈의 증세에도 맞지 않기 때문에 이중으로 해로움을 입어 뇌출혈이 더 심해지기 때문이다.

수음체질, 수양체질, 목음체질, 목양체질 등은 평소에 혈전이 있거나 혈액이 탁하여 순환장애가 일어날 때 오리 피를 먹으면 어느 정도 좋은 효과를 기대할 수 있다. 그런 원리를 이용한 것이 오리 피를 마셔서 중풍을 예방하고자 하는 방법이다. 그러나 토음체질, 토양체질, 금음체질, 금양체질 등이 평소에 오리 피를 많이 마시면 오히려 중풍을 불러들이는 역효과가 나니 조심해야 한다.

중풍에 걸리고 나서 뒤늦은 치료를 한다고 오리 피를 찾거나 자신의 체질에 해로운 것을 실컷 먹어 혈액을 탁하게 만든 후에 혈액을 맑게 하겠다고 오리 피를 먹는 것은 좋지 않은 방법이다. 무엇보다 중요한 것은 먼저 자신의 체질을 정확히 감별하여 좋고 나쁜 것을 잘 가려서 질병이 오기 전에 미리 예방하고 평소에 건강을 지키는 것이다. 건강에 있어서는 병의 치료보다 미리 사전에 예방하는 것이 제일이다. 체질을 모른다면 어떻게 해야 건강해지고 질병이 예방되는지 알 수 없으니 건강을 지키는 방법을 모르는 것이 당연하겠지만 이제 한의학의 발달로 정확한 체질을 알 수 있으니 본인이 조금의 노력만 기울인다면 건강을 지키고 질병을 예방하는 데는 아무런 문제가 없다. 병이란 결국 우리 스스로가 만드는 것이다.

	금음	금양	목음	목양	수음	수양	토음	토양
오리(피)	××	××	○△	○○	○○	○○	××	××

 | 해설 |

　　오리뿐만 아니라 닭, 꿩, 참새, 거위, 오골계, 칠면조 등의 조류들은 그 성질이 따뜻하여 췌위장의 허약과 무력증을 치료하는 효능이 공통적으로 있다. 그러므로 모든 조류들은 오리와 같이 금음체질, 금양체질, 토음체질, 토양체질에는 나쁘게 작용하고 수음체질, 수양체질, 목음체질, 목양체질에는 좋게 작용한다.

_{제3부} **43** 도라지는 기관지병에 좋다?

도라지는 민간에서뿐만 아니라 한방에서도 길경(桔梗)이 란 이름으로 많이 쓰여져온 약재이다. 우리의 선조들은 예로부터 기침이나 천식, 결핵 등 폐와 기관지의 질병에 흔히 도라지를 약으로 사용해왔다. 도라지는 어떤 효능이 있기에 호흡기 계통의 질병에 쓰여져왔던 것일까?

도라지는 사람의 몸에 흡수되어 폐와 기관지 등 호흡기 계통의 무력증과 기능허약증을 다스리는 역할을 한다. 그러므로 선천적으로 폐와 기관지 등 호흡기 계통의 기능을 약하게 타고난 목음체질과 목양체질에게는 아주 좋은 식품 겸 약이 되지만 선천적으로 폐와 기관지 등 호흡기 계통의 기능을 과강하게 타고난 금음체질과 금양체질에는 오장육부의 균형과 조화를 파괴하여 오히려 질병을 일으키는 좋지 않은 식품 겸 약이 된다. 도라지가 가래 끓을 때, 숨찰 때, 기침, 결핵, 편도염, 인후염 같은 증세에 좋다고 하는 것은 체질적 특성에 잘 맞는 목음체질과 목양체질에서 일어나는 효과인 것이다. 금음체질과 금양체질이 그런 증상이 있을 때 도라지를 먹게 되면 병이 더 악화될 뿐이다.

목음체질과 목양체질에서는 몸에 병이 없을 때에도 평소에 도라지를 즐겨 먹으면 기관지나 폐 등의 호흡기 계통이 좋아지고 몸도 튼튼해진다. 그러나 금음체질과 금양체질에서는 몸에 병이 없는 건강한 상태라도 도라지를 많이 먹으면 기침이 나고 가래가 끓으며 감기나 천식에 걸리게 된다.

그러면 우리 선조들은 왜 도라지를 폐와 기관지 등의 호흡기 질환에 많이 사용해 왔을까? 우리나라는 전통적으로 농경사회였으며 육식을 할 기회가 별로 많지 않았다. 일 년 내내, 아니 거의 평생을 채식만 해온 우리의 선조들은 자신의 체질에 채식이 맞았다면 건강한 삶을 살았겠지만 자신의 체질에 채식이 맞지 않았다면 건강하지 못한 삶을 살 수밖에 없었다. 목음체질, 목양체질 등 육식이 맞는 체질이 육식을 많이 하지 못하고 채식을 주로 하는 식생활을 하게 되면 체질적 특성상 폐와 기관지 등 호흡기 계통이 약해지게 마련이다.

그러므로 전통적으로 채식을 주로 하는 사회에서는 목음체질과 목양체질에서 기침, 가래, 천식, 결핵, 기관지염, 인후염, 편도염 등 호흡기 계통의 질병이 많이 생기게 되는데 그런 목음체질과 목양체질의 호흡기 계통 질병을 치료하는 효능을 가진 것이 바로 도라지였던 것이다. 예로부터 도라지를 호흡기 질환에 많이 사용해 온 이유가 바로 그 때문이다.

요즘에는 옛날처럼 채식만으로 식생활을 하는 것이 아니라 육식이나 유제품, 밀가루 음식과 기름진 음식 등을 많이 섭취하는 관계로 호흡기 계통의 질병이 생기는 체질이 달라졌다. 즉 예전에는 채식이 몸에 해로운 목음체질과 목양체질에서 호흡기 계통의 질병이 많이 생겼지만 요즘은 육식, 밀가루 음식, 기름진 음식 등이 해로운 금음체질과 금양체질에서 호흡기 계통의 질병이 많이 생긴다. 금음체질이나 금양체질들이 체질에 맞지 않는 육식, 유제품, 밀가루 음식, 기름진 음식 등을 많이 먹고 걸리는 천식, 담, 결핵, 기관지염, 인후염, 편도염 등에 도라지를 먹으면 병의 증세가 오히려 악화되고 만다.

그러한 원리를 모르는 사람들이 환자의 증세만 보고 무조건 도라지를 삶아 먹여 병을 악화시켜놓는 경우가 많이 일어나니 안타까운 일이 아닐 수 없다. 도라지는 목음체질과 목양체질의 호흡기 질병을 다스리는 약이란 것을 명심하자.

	금음	금양	목음	목양	수음	수양	토음	토양
도라지	××	××	○○	○○	○	×△	×△	○

※ 가끔 100여 년 묵은 도라지를 구해 먹고 나서 병이 나았다는 사람이 있다. 그런 사람은 목음체질이나 목양체질에 해당된다. 목음체질과 목양체질에서는 오래된 도라지가 인삼보다 더 좋은 효과가 난다.

3
44 배는 기침에 좋다?

　끊임없이 이어지는 기침과 가래는 어른, 아이 할 것 없이 고통스런 증세이다. 흔히 감기에 걸리게 되면 수반되는 증세가 기침이지만 비염이나 부비동염, 인후염이나 편도염 등에도 기침이 수반되며 기관지염, 폐렴, 기관지 확장증, 결핵, 천식 그리고 간혹 호흡기 계통의 양성, 악성종양에도 기침이 수반된다. 또 드물게는 신경성으로도 기침이 일어난다. 이러한 다양한 질병들이 기침이란 증세를 일으키지만 여러 가지 검사를 해보아도 특별한 원인 없이 기침이 나는 경우도 많이 있다.

　기침이 오래도록 끊이지 않으면 우리의 선조들은 배를 삶아서 즙을 내어 먹었다. 그러면 신기하게도 오래도록 낫지 않던 기침이 그치는 경우가 많이 있었던 것이다. 배란 과일이 기침을 낫게 하는 효과가 있는 것일까?

　배는 사람의 몸에 흡수되어 폐와 기관지 등 호흡기 계통의 무력 증과 기능허약을 다스리는 역할을 한다. 그러므로 선천적으로 폐와 기관지 등 호흡기 계통을 약하게 타고난 목음체질과 목양체질에는 배가 자신의 약한 부분을 도와서 아주 좋은 역할을 하는 식품 겸 약이 되지만 선천적으로 폐와 기관지 등 호흡기 계통을 과강하게 타고난 금음체질과 금양체질에는 배가 오장육부의 균형과 조화를 파괴하여 오히려 질병을 일으키는 좋지 않은 식품 겸 약이 된다. 그러므로 배는 그 자체가 기침을 치료하는 효과가 있어서 호흡기 질환에 쓰인다기보다는 배가 가지고 있는 특성이 호흡기 계통의 허약증을 다스리는 역할을 하기 때문에 기침 등에 효과를 나타내는 것이라고 보는 것이 정확한 시각이다.

옛날에는 채식을 위주로 하는 사회였기 때문에 채식이 몸에 해로운 목음체질과 목양체질들은 기침 등 호흡기 질환으로 고생하는 경우가 많았다. 그래서 기침을 하는 대부분의 사람들이 목음체질이나 목양체질이었으며 그런 이유로 배를 먹고 나면 기침이 많이 완화되는 효과를 보았던 것이다. 그러나 요즘은 육식이나 유제품, 밀가루 음식, 기름진 음식 등이 몸에 해로운 금음체질과 금양체질들이 기침 등의 호흡기 질환으로 고생하는 사례가 더 많아졌다. 그런 금음체질과 금양체질들의 경우에는 기침을 한다고 해서 배를 먹으면 오히려 증세가 더 악화되어 고생만 하게 된다.

어른들의 해소병도 고생스럽기는 마찬가지지만 어린이들의 기침과 천식은 옆에서 지켜보는 부모들의 마음까지 안타깝게 만드는 고질적인 질환이다. 아이들이 천식으로 몇 년씩 고생하는데도 임시방편으로 병원이나 약국에서 주는 기관지 경련완화제나 부신피질 호르몬제 등만 쓰고 근본치료를 하지 못한 채 병을 그대로 방치해두는 부모들이 많이 있는데 이는 잘못된 것이다. 더군다나 아이의 체질도 모르면서 배, 도라지 등 기관지에 좋다는 민간약들을 함부로 쓰다가 증세만 더욱 악화시켜놓는 경우도 상당히 많은 것이 우리의 실정이다.

262

요즘 아이들에게 발생하는 해소 천식 등의 병은 예전의 해소 천식과는 다른 것이다. 왜냐하면 예전에는 모유와 곡류, 채식을 위주로 하여 아이들을 키웠으므로 당연히 채식이 몸에 해로운 목음체질, 목양체질들의 아이들이 해소 천식 등의 호흡기질환으로 고생했지만 요즘은 분유(우유)나 영양가 높은 육류가 많이 포함된 이유식으로 아이들을 키우므로 당연히 분유(우유)나 육류가 몸에 해로운 금음체질, 금양체질들의 아이들이 해소 천식 등의 호흡기질환으로 고생한다.

문제는 요즘 해소 천식 등의 질병이 일어나는 체질들은 금음체질, 금양체질의 아이들인데도 아직까지 목음체질이나 목양체질의 해소 천식에 좋은 배나 도라지 등을 먹임으로써 병세를 크게 악화시키는 일이 흔히 일어나는 데 있다.

아이들이 해소 천식 등의 병에 걸려 병원을 찾게 되면 병원에서는 이런저런 검사를 시행해보지만 대개는 알러지성으로 판단하고 만다. 그래서 어떤 물질에 알러지 반응이 일어나는가를 검사하고 그런 알러지 반응을 일으키는 물질을 찾아내어 그 물질에 노출되거나 접촉하지 말라고 지시한다. 그리고는 근본치료와는 거리가 먼 기관지 경련완화제나 부신피질 호르몬제 등을 투여하여 당장 나타나는 증세만 완화시키는 임시요법을 쓴다.

요즘 해소 천식에 많이 걸리는 아이들은, 그렇지 않은 경우도 있지만 대부분 앞서 살펴보았듯이 분유(우유)나 육류 등이 몸에 해로운 금음체질과 금양체질들이 자기 체질에 맞지 않는 음식을 많이 섭취해서 발생하는 경우이다. 금음체질과 금양체질의 아이들이 분유(우유)나 육류 등을 많이 섭취하게 되면 그런 해로운 음식을 거부하는 현상이 몸에서 자연적으로 일어나게 된다. 자신의 체질에 맞지 않는 음식물을 거부하는 최초의 반응이 아토피 피부염이라는 질병인데 이는 몸에 해로운 음식을 거부하는 힘이 강할 때 해로운 물질을 피부 등 신체 외부로 힘차게 밀어내면서 일어나게 된다. 이를 한방에서는 표증(병이 신체의 내부가 아닌 바깥 부위에 있는 증상)이라고 한다. 표증은 병이 가벼움을 뜻하기도 한다.

그러나 병이 심해지거나 인체가 해로운 물질들을 거부하는 힘이 점점 약해지면 병을 일으키는 물질은 인체의 바깥 부위가 아니라 안쪽으로 조금씩 옮겨가서 쌓이게 된다. 즉 피부 표면이 아니라 기관지 점막 등으로 병의 증세가 나타나는 부위가 이동하는 것이다. 이때 많이 나타나는 증세가 알러지 비염, 기관지염, 해소 천식 등이다. 병이 이 단계에 있는 것을 한방에서는 반표반리(半表半裏)증이라 하여 병이 몸의 바깥쪽도 아니고 안쪽도 아닌 중간에 있다고 한다. 이때가 되면 초기에 나타났던 아토피 피부염은 많이 완화되거나 증세가 거의 없어진다. 이러한 현상은 아토피 피부염이 나은 것이 아니라 병이 더 심한 증세로 이행되었기 때문이다.

그러므로 아이가 크면 아토피 피부염은 저절로 좋아질 것이니 신경 쓰지 말라는 의사의 말만 믿고 있다가는 이렇게 질병을 키우기 쉽다. 다음 단계가 인체가 해로운 물질들을 거부하는 힘이 거의 없어져버려서 그 물질들이 아무런 저항 없이 몸의 내부, 즉 장기나 혈관 내에 쌓이는 단계이다. 그런 결과로 오는 질병이 고지혈증, 지방간, 고혈압, 뇌혈관 질환, 중풍 등이다. 이 단계를 한방에서는 리증이라고 하여 병이 완전히 인체 내부에 자리잡았음을 의미한다. 그것은 병이 깊다는 뜻이며 쉽게 치료 되지 않는 어려운 상태에 있다는 것을 뜻하기도 한다.

대부분의 사람들은 질병의 이러한 경과를 알지 못하고 일단 나타나는 증세만 없어지면 병이 나아졌다고 좋아하지만 그것은 잘못된 생각이다. 결국 금음체질과 금양체질이 자신의 체질에 맞지 않는 분유(우유)나 육류를 많이 먹고 자라면 처음에는 아토피 피부염이 왔다가 조금 지나면 알러지 비염이나 천식 등의 증세가 오고 나이가 들어가면서 고지혈증, 중풍 등의 질병까지 오게 되는 것이다.

　배는 목음체질과 목양체질이 호흡기가 허약하여 기침 등의 증세로 고생할 때에 쓰는 방법이다. 금음체질과 금양체질에게는 맞지 않으니 유의해야 한다. 그리고 목음체질과 목양체질의 경우에도 감기 등 발열질환이나 염증성 질환의 경우에는 배를 생으로 먹어서는 증세가 악화되므로 반드시 익혀서 삶은 즙 등으로 마셔야 한다는 것도 알아두자.

	금음	금양	목음	목양	수음	수양	토음	토양
배	××	××	○○	○○	○	×△	×△	○

※ 배가 기침에 효과가 있다고 해서 그냥 먹으면 기침이 더 심해진다. 그러므로 삶아서 그 물을 마시거나 익혀서 즙을 짜먹어야 한다. 감기나 기타 호흡기의 감염성 발열성 질환에는 배뿐 아니라 모든 생과일이나 생채소 등 익히지 않은 것은 먹지 않도록 한다.

제3파 45 은행은 야뇨증 치료제다?

성장기에 있는 어린이들에게 자주 일어나는 질병 아닌 질병이 야뇨증이다. 아이들은 창피한 마음에 감추려고만 하고 부모님은 아이의 야뇨증을 병으로 보고 치료를 해야 하는지 아니면 차차 자랄수록 나아질 테니 그대로 두고 보아야 하는지 알 수가 없으니 답답하기만 하다.

수면중에 소변을 가리지 못하는 야뇨증은 형태학적인 이상이나 신경성 등 여러 가지 원인이 있을 수 있으나 제일 흔한 경우는 신허(腎虛) 증세에서 오는 것이다. 신허란 글자를 풀이하면 신장(콩팥) 계통이 허약하다는 뜻인데 한방에서 말하는 신장은 서양의학에서 말하는 신장과 큰 차이가 있다. 서양의학에서 말하는 해부학적인 신장이란 몸의 여기저기를 돌고 난 혈액을 깨끗이 걸러내어 몸 밖으로 내보낼 찌꺼기를 소변으로 분리해내는 기관에 지나지 않지만 한방에서 말하는 신장이란 소변을 걸러내는 일 외에도 여러 가지 기능을 가진 기능체다. 즉 남자의 성적인 능력과 여자의 수태(임신)능력 등 생식에 관련되는 기능과 몸의 한열(寒熱)을 조절해주는 기능도 신장의 기능에 포함되는 것이다.

266

야뇨증이란 이러한 신장의 기능허약에서 오는 경우가 많은데 어린이들 중에서도 신장 계통의 기능이 잘 발달된 아이들은 소변도 일찍 가리고 야뇨증도 오지 않지만 신장 계통의 기능이 잘 발달하지 못한 아이들은 소변도 늦게 가리고 야뇨증에도 잘 걸리게 된다. 그러므로 아이가 소변을 충분히 가릴 나이가 되었는데도 야뇨증이 있다면 그 아이는 신장 계통의 기능이 아직 덜 발달되었다고 보면 된다. 야뇨증뿐만 아니라 소변을 옷에다 찔끔거리면서 싸는 유뇨증도 같은 원인이다.

서양의학에서는 콩팥, 방광, 요도 계통의 검사상 별 이상이 없으면 병의 원인을 알 수 없어 대개 신경성으로 보고 있으나 정확한 시각은 아니다. 야뇨증의 치료는 허약한 신장 계통의 기능을 강하게 만들어주는 데 초점을 맞추어야 하는 것이다.

민간에서는 흔히 어린이들의 야뇨증에 은행 열매를 볶아서 먹이는 치료법을 쓰고 있다. 은행 열매는 한방에서 백과(白果)란 이름으로 널리 쓰이고 있는 약재이다. 은행이란 원래 폐와 기관지 등 호흡기계통의 허약증과 기능무력증에 쓰는 약재인데 왜 신장 기능의 허약에서 오는 야뇨증에 은행을 쓰게 되었을까? 그것은 체질적인 이유 때문이다.

야뇨증과 유뇨증은 앞서 설명했다시피 신장기능 계통의 허약증에서 비롯되는데 선천적으로 신장기능 계통을 허약하게 타고나는 체질은 토음체질, 토양체질, 목음체질, 금양체질 등이다. 그러나 실제적으로 야뇨증과 유뇨증이 가장 많이 나타나는 체질은 목음체질인데 그 이유는 목음체질의 인구 비율이 다른 체질에 비해 상대적으로 높을 뿐 아니라 목음체질은 신장기능 계통의 허약과 더불어 하복냉증이 심해 야뇨증과 유뇨증이 오기 쉬운 조건이 다른 체질에 비해 잘 만들어져 있기 때문이다.

그러한 이유 때문에 야뇨증이 있는 아이는 목음체질일 가능성이 제일 많다. 목음체질은 그 체질의 특성상 호흡기의 허약이 제일 큰 문제가 되는 체질이기 때문에 몸에 어떠한 병이 오더라도 약해진 호흡기를 도와주면 병의 증세가 호전되는 특징이 있다. 그러므로 야뇨증이 있는 아이에게 은행을 먹이면 그 아이가 목음체질일 경우, 비록 은행이 호흡기 계통의 허약을 돕는 약일지라도 목음체질의 특성상 자신의 약한 부분이 보충되는 결과가 오므로 몸의 전체적인 건강이 좋아져서 야뇨증이 나아지는 효과를 보게 된다. 그렇기 때문에 아이들의 야뇨증에 은행을 먹이면 효과가 있다는 말이 생기게 된 것이다.

그러나 목음체질이 아닌 다른 체질에서도 야뇨증 증세는 자주 오는 것이므로 다른 체질의 경우 야뇨증이 있다고 은행을 먹이면 오히려 병의 증세가 악화되거나 건강이 더 안 좋아지는 결과를 초래하니 조심해야 한다. 목음체질 외에 목양체질의 경우도 야뇨증에 은행이 효과가 있는 편이지만 금음체질과 금양체질의 경우에는 은행이 아주 좋지 않으므로 아예 먹지 말아야 한다. 은행이 야뇨증에 좋다는 말만 믿고 아이의 체질도 모르면서 은행을 먹여 아이의 건강을 악화시켜놓는 부모들이 많으니 안타까운 일이다.

또 하나 조심해야 할 것은 비소(As) 중독 문제다. 은행에는 독극물인 비소가 함유되어 있는데 은행을 많이 먹다가 비소에 중독되어 생명을 잃는 경우도 가끔 생기니 조심해야 한다. 비소는 열을 가하면 없어지므로 은행을 먹을 때에는 반드시 은행을 볶아서 먹도록 한다.

비소 중독도 체질과 깊은 관련이 있다. 즉 은행이 체질에 맞는 목음체질과 목양체질의 경우에는 은행을 날 것으로 많이 먹어도 비소에 좀처럼 중독되지 않는 반면 은행이 체질에 맞지 않는 금음체질과 금양체질의 경우에는 은행을 날 것으로 조금만 먹어도 비소에 쉽게 중독되어 버린다.

	금음	금양	목음	목양	수음	수양	토음	토양
은행	××	××	○○	○○	○	×△	×△	○

 | 해설 |

※ 어린이들에게 야뇨증이나 유뇨증이 있을 때 좋은 효과를 내는 것

1. **금음체질, 금양체질** : 모과, 미후도, 앵도 등.

2. **목음체질, 목양체질** : 볶은 은행, 오미자, 건율, 해송자 등.

3. **수음체질, 수양체질** : 오약, 익지인, 인삼 등.

4. **토음체질, 토양체질** : 구기자, 산수유, 숙지황 등.

46 인진쑥은 간장병에 좋다?

인진쑥(지방에 따라서는 인정쑥이라고도 한다)이라는 것은 인진이란 한약재를 말하는 것이다. 인진이란 습열(濕熱)을 제거하는 작용이 있는 풀인데 국화과에 속한 사철쑥이기 때문에 사람들이 보통 인진쑥이라고 부른다.

인진쑥이 근래에 들어 간장병에 좋다는 말이 생겨나면서 건강을 위해 복용하는 사람이 많아졌다. 간염, 간경화 등 간이 좋지 않은 사람을 비롯하여 평소에 술을 즐겨 마시거나 피로를 많이 느끼는 사람도 인진쑥을 간에 좋은 것이라며 많이 달여 마시고 있다. 과연 인진쑥이란 것이 사람들이 믿고 있는 것만큼 간에 효과가 있는 것일까?

한방에서는 인진쑥을 췌위장의 습열을 없애는 약으로 주로 사용해왔다. 습열이란 습기와 열기가 더해진 조건을 말하는데 쉽게 이야기하여 각종 염증 현상, 부패하는 현상, 썩는 현상이라고 이해하면 된다. 즉 췌위장의 습열이란 것은 위장의 염증 현상이나 속쓰림 등의 증세를 말하며 위장의 습열이 주로 발현되는 부위가 간이기 때문에 간농양이나 간염 등도 이러한 습열로 인하여 일어나는 증상이라고 보면 된다. 그러므로 인진쑥이란 위염이나 간농양이나 간염 등의 병을 치료하는 데 쓰여진 한약재였던 것이다. 그런 인진쑥의 작용을 이용하여 일반인들이 간이 좋지 않을 때에 간을 치료할 목적으로 달여 먹게 된 것이 요즘 인진쑥이 널리 쓰이게 된 이유이다.

그러면 인진쑥은 아무나 먹어도 간에 좋은 효과가 나는 것일까? 그것은 절대 아니다. 인진쑥의 작용은 췌위장의 습열을 제거하는 것이지만 그것은 췌위장의 기능을 선천적으로 약하게 타고난 수음체질과 수양체질에서만 나타나는 효과이다. 즉 인진쑥은 수음체질과 수양체질이 술을 장기간 과다하게 마셔서 췌위장에 습열이 생기거나 혹은 다른 원인으로 췌위장에 습열이 생겨서 위염이나 간염, 간경화 등이 일어났을 때 그 병을 치료하는 약인 것이다. 수음체질과 수양체질 외에 금음체질에서도 인진쑥이 조금 효과를 볼수 있다.

토음체질, 토양체질, 목음체질, 목양체질의 경우에는 간이 나쁠 때에 인진쑥을 복용하면 별다른 효과를 보지 못할 뿐 아니라 오히려 악화되는 결과가 온다. 그런 체질에서는 간이 나쁘지 않을 때에도 간을 보호한다고 인진쑥을 복용하면 건강이 나빠지면서 멀쩡하던 간에 병이 잘 생기게 되니 조심해야 한다.

수음체질, 수양체질의 사람들이 인진쑥을 복용할 때에도 조심해야 할 점이 있다. 요즘 시중에 유통되고 있는 인진쑥은 사실은 정확한 인진쑥(사철쑥)이 아니라 더위지기라는 이름을 가지고 있는, 인진쑥과는 종류가 조금 다른 유사품 약재인 경우가 많다. 그러니 정확한 인진쑥을 복용하도록 해야 할 것이다.

간이 좋지 않아서 간염이나 간경화, 간암, 간농양 등에 걸린 환자들은 모든 약의 복용에 신중해야 한다. 양약, 한약, 민간약 모두 마찬가지지만 자신의 체질에 맞지 않는 약들을 함부로 먹고 나서 간장병이 악화되는 경우가 너무나 많이 일어나기 때문이다. 간에 병이 들었어도 그 병이 낫는 약은 각자의 체질에 따라 다르므로 간이 좋지 않은 환자들은 간에 좋은 약만 찾다가는 자칫 병을 악화시키기 쉽다. 간에 좋다는 약을 찾기 전에 먼저 자신의 체질을 정확히 알아야 할 것이다. 아무리 간에 좋다는 약도 자신의 체질을 모르고서는 좋아질 확률보다 나빠질 확률이 월등히 높은 것이다.

	금음	금양	목음	목양	수음	수양	토음	토양
인진쑥	△	×△	×	×	○○	○○	××	××
약쑥	○○	○○	××	××	○○	○○	××	××

※ 인진쑥과 약쑥은 작용이 조금 틀리다. 약쑥은 수음체질, 수양체질, 금음체질, 금양체질에 좋게 작용하고 토음체질, 토양체질, 목음체질, 목양체질에 나쁘게 작용한다. 봄철에 쑥이 나면 쑥국을 끓여 먹는데 이때 많은 목음체질, 목양체질, 토음체질, 토양체질의 사람들이 쑥국을 먹고 건강이 나빠져서 고생하게 된다. 즉 춘곤증이 나타나는 것이다.

 | 해설 |

※ 술로 인해 간이 나빠졌을 때 복용하면 도움이 되는 약재

1. **금음체질, 금양체질** : 모과, 송엽, 송화 등.
2. **목음체질, 목양체질** : 갈근, 길경, 나복자, 승마, 백지 등.
3. **수음체질, 수양체질** : 인진쑥, 인삼, 감초, 진피, 백출, 창출 등.
4. **토음체질, 토양체질** : 생지황, 구기자, 산수유, 백복령, 택사 등.

47 재첩은 간장병에 좋다?

술을 많이 마셔서 오는 질환은 한두 종류가 아니지만 그 중에서도 술의 독성을 해독하는 간에 무리가 생겨서 오는 간장병이 제일 많다고 할 수 있을 것이다. 알코올성 지방간이라든지 간염, 간경화, 간암, 간농양 등의 병이 모두 그에 해당한다고 할 수 있다.

술을 많이 마신 사람이 간장에 병이 생기면 민간에서는 흔히들 재첩국을 끓여서 약으로 복용하는 경우가 많이 있다. 간에 병이 났는데 재첩국이 무슨 약이 되겠느냐며 의아해하는 사람도 있을 것이나 옛사람들이 재첩국을 간장병에 약으로 쓴 것에는 충분한 학문적 근거가 있다.

재첩은 민물에서 자라는 조개 종류인데 그 성질이 냉하고 사람의 몸에 흡수되면 간 계통으로 들어가 간의 무력증과 기능허약을 다스리는 효능이 있다. 그러므로 간에 병이 생긴 사람들이 재첩을 먹게 되면 간기능을 회복시키는 데 도움을 받게 되고 가끔씩은 간장병이 치료되는 경우도 생기는 것이다. 그렇다고 간장병에 걸린 모든 사람들이 다 재첩국을 먹고 효과를 보는 것은 아니다. 재첩이

가진 특성과 자신의 체질적 특성이 맞아야 그런 효과가 나는 것이
다.

재첩은 간의 허약과 무력증을 다스리는 효능이 있기 때문에 선
천적으로 간의 기능을 다른 장기에 비해 약하게 타고난 금음체질
과 금양체질은 좋은 효과를 볼 수 있지만 선천적으로 간의 기능을
과강하게 타고난 목음체질과 목양체질에서는 좋지 않은 효과가 난
다. 즉 금음체질과 금양체질이 간장병에 걸려서 재첩국을 마시게
되면 간장병도 좋아지고 건강도 좋아지는 효과가 나지만 목음체질
과 목양체질이 마시면 간장병은 더욱 악화되고 건강도 더 나빠지
게 되는 것이다.

그리고 재첩은 성질이 냉한 특성이 있기 때문에 선천적으로 췌
위장의 열을 많이 타고난 토음체질과 토양체질에서는 췌위장의 열
을 식혀주어 지나치게 과도한 위장의 활동력을 억제하므로 좋은
효과가 나타나지만 선천적으로 췌위장의 열을 적게 타고난 수음체
질과 수양체질에서는 그렇지 않아도 적은 췌위장의 열을 더 빼앗
아버려 모자란 위장의 활동력을 더욱 억제하므로 좋지 않은 효과
가 난다. 즉 토음체질과 토양체질이 간장병에 걸려서 재첩국을 먹
게 되면 간장병도 좋아지고 건강도 같이 좋아지는 효과가 나지만
수음체질과 수양체질이 간장병에 걸려서 재첩국을 먹게 되면 간장
병도 더욱 악화되고 건강도 더 나빠지게 되는 것이다.

그러한 원리를 모르는 일반인들은 간장병에 걸린 사람이면 누구
나 재첩국을 먹어서 도움이 되는 것으로 알고 있지만 이는 지극히
위험한 생각이다. 목음체질, 목양체질, 수음체질, 수양체질의 경
우에는 건강에 별 이상이 없을 때에도 재첩국을 많이 마시면 멀쩡
하던 간에 간염, 간경화 등의 병이 오기 쉽고, 간염에 걸렸을 때

재첩국을 많이 마시면 간경화로 발전되기 쉽다. 또 간경화가 있는 중에 재첩국을 많이 마시면 간암이 되기 쉽고, 간암이 있는 중에 재첩국을 많이 마시면 급속히 생명이 단축되는 결과가 온다. 그러니 누군가 재첩국을 먹고 간장병이 나았다는 이야기를 듣게 되더라도 먼저 자신의 체질을 정확히 알고 나서 재첩국의 섭취 여부를 결정해야 할 것이다.

　간장병이 아니더라도 술을 과음한 후에 숙취를 해소하기 위하여 재첩국을 먹는 경우가 많이 있으나 이런 경우도 마찬가지다. 즉 금음체질, 금양체질, 토음체질, 토양체질에서는 술을 과음한 후에 재첩국을 먹으면 숙취해소에 도움이 되지만 목음체질, 목양체질, 수음체질, 수양체질에서는 재첩국을 먹어도 숙취해소에 전혀 도움이 되지 않을 뿐 아니라 오히려 술이 더 깨지 않고 몸이 더 좋지 않게 된다. 그러니 숙취해소를 목적으로 재첩국을 끓여 먹는 것도 먼저 자신의 체질을 알고 나서 시행해야 할 것이다.

	금음	금양	목음	목양	수음	수양	토음	토양
재첩	○○	○○	××	××	××	××	○○	○○

 | 해설 |

※ 간장병이 났을 때 끓여 먹으면 좋은 국들

　1. **금음체질, 금양체질** : 재첩국, 백합조개국, 전복국, 바지락국, 조개국, 배춧국, 시래기국, 쑥국, 미나리국, 시금치국 등.

　2. **목음체질, 목양체질** : 곰국, 장어국, 미꾸라지국, 메기국, 명태

국, 무국, 콩나물국, 양파국 등.

3. **수음체질, 수양체질** : 감자국, 미역국, 다시마국, 양파국, 파국, 닭고기국 등.

4. **토음체질, 토양체질** : 새우국, 복어국, 미나리국, 콩나물국, 돼지고기국 등.

제3파 48 간장병에는 녹즙이 좋다?

　한때는 온나라에 녹즙 열풍이 불어닥쳐서 너도나도 녹즙을 갈아 먹던 시절이 있었다. 그때는 마치 녹즙을 마시지 않는 사람은 자신의 건강관리도 제대로 하지 못하는 무신경한 사람으로 취급되었었다. 그런 잘못된 녹즙 열풍이 일어난 것은 재미 의학자 이 모씨의 맞지 않는 채식이론에 힘입었던 바가 컸다. 걱정스럽게 전국을 휩쓸던 녹즙열풍이 잠재워진 것은 녹즙에 대한 바른 상식이 알려져서가 아니라 엉뚱하게도 녹즙을 만들어내는 녹즙기에서 쇳가루가 떨어져나와 녹즙을 마실 때 녹즙 속에 섞여서 인체에 흡수된다고 방송에 보도되면서였다.

　그후로는 일반인들이 무분별하게 녹즙을 갈아 마시는 사례가 많이 줄어들었다. 그러나 그 당시에 짧게는 몇 달씩, 길게는 몇 년씩 녹즙을 갈아 먹고 나서 후일에 병이 생겨 고생하는 경우가 많이 생겼다. 제일 안타까운 경우가 목음체질과 목양체질들이 자신의 체질에 맞지 않는 녹즙을 오래도록 갈아 먹고 나서 자신의 면역기능을 극도로 떨어뜨려 결국 암에 걸리게 되는 상황을 자초한 경우라 하겠다. 녹즙을 복용할 당시에는 큰 부작용이 나타나지 않지만 녹

48
간장병에는
녹즙이 좋다?

277

즙을 복용한 지 5~7년이 지난 후에야 암세포가 1센티미터 정도 자라게 되므로 그때서야 암에 걸렸다는 것을 알게 되는 것이다. 그런 이유로 1980년대 말과 1990년대 초에 녹즙 열풍이 불어닥칠 때 녹즙을 많이 복용한 목음체질과 목양체질들이 1995년도쯤부터 암에 걸리는 경우가 상당히 많아졌다.

지나간 시절의 그런 녹즙의 심각한 부작용은 뒷전에 두고라도 요즘에도 간이 좋지 않은 사람들은 자신의 체질도 모르고 쉽게 녹즙을 찾고 있다. 간장병이 생겨서 녹즙을 먹게 되면 다행히 녹즙이 자신의 체질에 맞는다면 병의 치료에 도움을 받겠지만 자신의 체질에 맞지 않는다면 병의 치료는 고사하고 병의 상태를 악화시키고 생명까지 잃게 되는 경우를 초래할 수도 있는데도 말이다.

녹즙은 케일, 신선초, 샐러리, 양배추, 미나리 등의 푸른잎 채소를 갈아서 마시는 것인데 대부분의 푸른잎 채소는 사람의 몸에 흡수되어 간과 담낭의 기능을 돕우는 역할을 하고 있다. 그러므로 녹즙은 선천적으로 간의 기능을 다른 장기에 비해 약하게 타고난 금음체질과 금양체질에서는 좋은 효능을 발휘하지만 선천적으로 간의 기능을 다른 장기에 비해 강하게 타고난 목음체질과 목양체질에서는 오장육부의 균형을 더욱 파괴하여 몸을 나쁘게 하는 작용을 하게 된다. 즉, 간장병이 있을 때 금음체질, 금양체질에서는 녹즙을 복용하여 병이 나아지는 효과를 내지만 목음체질, 목양체질의 경우에는 녹즙을 복용하게 되면 간염이 간경화로, 간경화가 간암으로 점점 악화되게 되는 것이다. 그런 원리를 모르는 많은 사람들이 자신의 체질도 모르고 녹즙을 갈아 먹고 나서 자신의 질병을 악화시키고 있으니 딱한 일이 아닐 수 없다.

가끔 우리는 간암에 걸린 사람이 병원에서 치료불가 선언을 받고도 녹즙을 마시고 나서 기적적으로 암에서 회복된 사례를 볼 수 있다. 그런 사람은 모두 틀림없이 금음체질이거나 금양체질인 사람들이다. 그런 사례를 전해 듣고 목음체질과 목양체질의 간암 환자들이 지푸라기라도 잡는 심정으로 녹즙을 따라서 복용하다가 병을 악화시켜 생명을 허무하게 날려버리는 경우가 많이 일어나고 있는 것이 현대를 살아가는 지식인이라는 우리의 실정이다.

	금음	금양	목음	목양	수음	수양	토음	토양
녹즙	○○	○○	××	××	×△	×△	○△	○△

※ 수음체질, 수양체질은 체질적 특성상 익히지 않은 생 채소를 갈아 먹는 것은 좋지 않다. 익힌 채소라면 갈아 먹어도 무난하다.
※ 녹즙이 좋은 금음, 금양, 토양체질에서도 녹즙을 먹고 나면 배탈과 소화장애가 오는 경우가 많다. 이때는 기계로 갈아먹는 녹즙이 아니라 자신의 이로 씹어서 먹도록 하면 배탈과 소화장애가 없어진다.

 | 해설 |

※ 간장병이 생겼을 때 병의 치료에 도움이 될 수 있는 것들

1. **금음체질, 금양체질** : 녹즙, 재첩국, 전복국, 바지락국, 조개국 등.
2. **목음체질, 목양체질** : 마즙, 당근즙, 연근즙, 콩, 율무, 버섯류, 마늘, 더덕, 무국, 콩나물국 등.
3. **수음체질, 수양체질** : 감자즙, 현미, 찹쌀, 마늘, 생강, 옥수수, 양파국 등.
4. **토음체질, 토양체질** : 오이즙, 미나리즙, 보리, 복어국 등.

下권에 계속됩니다.